U0332704

补养脾胃　适时而食

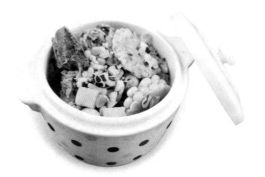

四神脊骨汤

给孩子的健脾养胃食疗方

罗大伦 浅梦 圆力 香薷 著

科学技术文献出版社
SCIENTIFIC AND TECHNICAL DOCUMENTATION PRESS
·北京·

图书在版编目(CIP)数据

给孩子的健脾养胃食疗方 / 罗大伦等著. -- 北京：
科学技术文献出版社, 2025. 2. -- ISBN 978-7-5235
-2143-4

Ⅰ. R247.1

中国国家版本馆CIP数据核字第2024DD8464号

给孩子的健脾养胃食疗方

策划编辑：吕海茹　　责任编辑：韩晓菲　刘　萌　　责任校对：张　微
责任出版：张志平

出 版 者　科学技术文献出版社
地　　址　北京市复兴路15号　　邮编 100038
编 务 部　（010）58882938，58882087（传真）
发 行 部　（010）58882868，58882870（传真）
邮 购 部　（010）58882873
官方网址　www.stdp.com.cn
发 行 者　科学技术文献出版社发行　全国各地新华书店经销
印 刷 者　艺堂印刷（天津）有限公司
版　　次　2025年2月第1版　2025年2月第1次印刷
开　　本　710×1000　1/16
字　　数　210千
印　　张　18
书　　号　ISBN 978-7-5235-2143-4
定　　价　79.90元

希望您将调理孩子身体的方法
融入厨房，融入生活

孩子的身体健康是家长最关心的事情，孩子能否健康成长，关系着社会的未来。我从事中医工作以来，向我咨询健康问题的人中，家长一直是数量最多的，从讲中医儿科奠基人宋代名医钱乙，到后来宣传中医育儿理念，我的工作中非常重要的一部分就是为孩子们的健康服务。所以，这次我和编辑部的同人们整理了一些保护孩子健康的文章，包括家长可以亲自为孩子操作的中医保健食谱。希望大家能够懂得中医理念，同时能将调理孩子身体的方法融入厨房，融入生活，让孩子在品尝美食的同时，身体更健康！为了孩子们的身体健康，我们一起加油吧！

罗大伦 于沈阳

目录

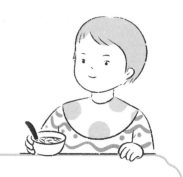

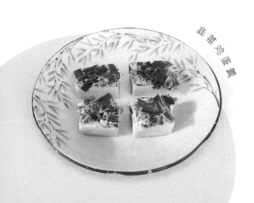

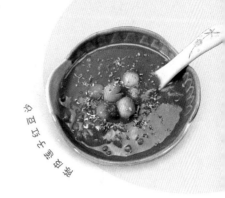

红豆巧克薏苡仁羹

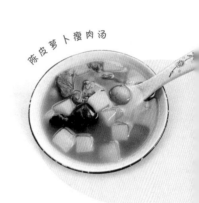

陈皮萝卜瘦肉汤

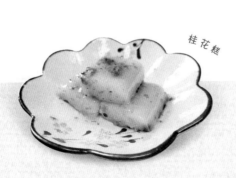

桂花糕

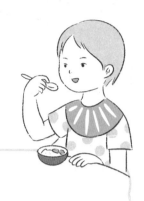

第2章 夏季如何养好
孩子的脾胃？

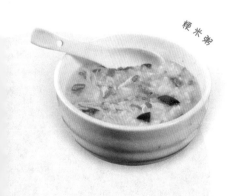
粳米粥

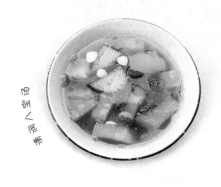
莲藕八宝汤

花椒炖梨

四神脊骨汤

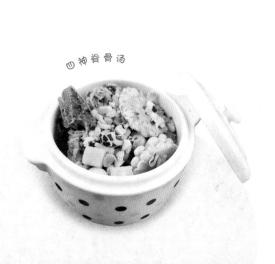

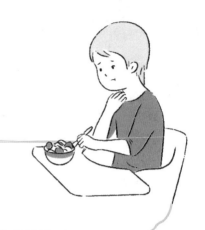

第 3 章 秋季如何养好孩子的脾胃？

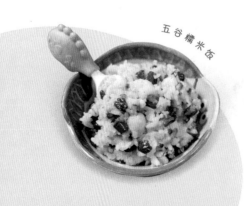

五谷糯米饭

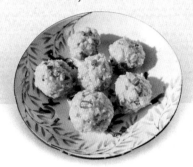

芋头丸子

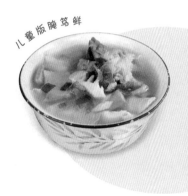

儿童版腌笃鲜

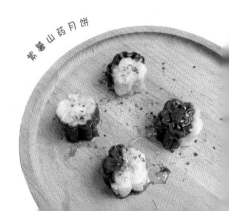

紫薯山药月饼

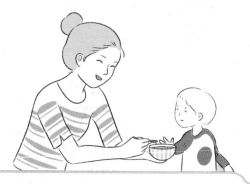

第4章 冬季如何养好
孩子的脾胃？

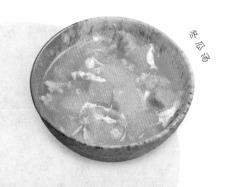

冬瓜汤

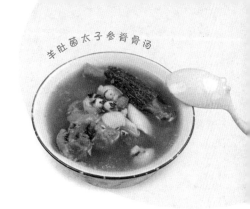
羊肚菌太子参脊骨汤

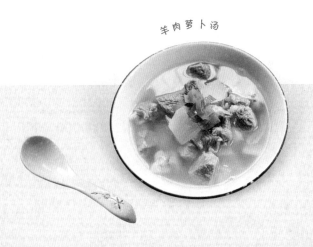
羊肉萝卜汤

白术佛手汤

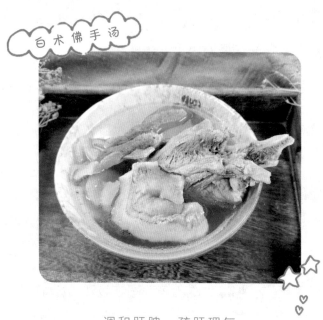

调和肝脾　疏肝理气

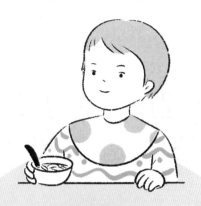

第 1 章

春季如何养好
孩子的脾胃?

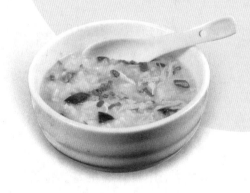

 # 调理孩子的身体，
服药还是食疗？

❀ 孩子的身体问题分为急性发作期和平稳期

现在，通过各种渠道找我咨询孩子身体问题的人特别多，我想，可能还有更多朋友找不到我，所以我就把调理孩子的身体的方法写写吧。

我的观点是，调理孩子的身体分为两个阶段：

第一阶段——在疾病急性发作的时候，我们可以用药，但原则是用的方子要量小，力到为止，否则药物皆有偏性，容易伤到孩子。我们要尽量用最少的药味数、最小的分量，不能贪多贪大。

很多家长在找到我的时候都会带着孩子以前的病历，我翻开病历，看到很多方子里的药味数和分量比大人用得还多，这让我很担心。我仔细问了这些家长，结果往往是孩子服用了药物很长时间都没有任何作用。试想，这么大分量的药物都没有起到正面作用，那会不会起到相反的作用呢？

第二阶段——在疾病的平稳期，我们尽量采用食疗、推拿、按摩等方式，这样不仅平稳，还可以日日见到改善。这是我最推崇的方式。

需要提醒大家，如果按照时间来分配的话，调理一个孩子的一百天里，可能只有五六天在处理急症，服用药物，剩下的九十几天都是食疗，或者通过外治、锻炼的方式来调理。我一定要传播给家长们这个观念，否则会有很多孩子长期服药。

❀ 为什么要通过食疗来调理身体？

在找我调理身体的孩子中，我发现一个非常奇怪的现象——脾胃出现问题的孩子居多。很多非常复杂的病，诊断再三，最后还是在脾胃找到了发病的根源，这让我很费解。

这种现象的出现，让我逐步形成了一个调理的思路——在看到患儿的时候，本能地先从脾胃方面寻找病因病机，结果往往出人意料。

前些日子，有一位朋友找到我说，他的孩子患有鼻炎，总是感觉鼻子堵，有鼻涕。当他把孩子带来的时候，我没有关注鼻炎的各种症状，只注意到了这个孩子的脸色，这是向望诊大师王鸿谟老师学习的思路。

在我看来，这个孩子最突出的表现就是脾胃不足，虽然他在沙发上跳来跳去，看着精神头很足，但是他的脸色告诉我，他的脾胃有问题。

孩子贪玩，是因为他们的生机很强，所以总是很活泼。但这不是判断阳气是否充足

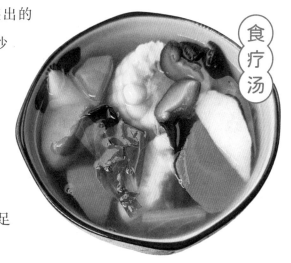

食疗汤

的依据，很多脾胃不足的孩子一样活泼多动。如果孩子"蔫了"，除了急症，就是真的出大问题了。

我调理这个孩子，开始的时候用了几天通窍的药物，后来就直接食疗调理脾胃了。过了一段时间，家长告诉我，孩子的鼻炎基本没有什么症状了。类似的情况有很多。

下面我聊一聊脾胃和其他脏腑的关系。

脾胃和肺

现在让家长最头疼的是孩子呼吸系统的问题。当然，谁都会感冒，但是绝大多数的人感冒好了就过去了，可是偏偏有的孩子感冒之后会伴有各种复杂的呼吸系统问题，如鼻炎、哮喘、顽固性咳嗽等，不一而足，这往往是脾胃不足导致的。

在中医里，脾胃属土，肺属金；在五行里，土生金，土是金的母亲，这样脾胃和肺的关系就明晰了——脾胃是肺的母亲。中医有一个原则"虚则补其母，实则泻其子"，按照这个原则，如果肺虚，那么就要补肺的母亲——脾胃，这就是中医的奥秘。

很多人问："直接补肺不就可以了吗？为什么要绕个弯子，先补脾胃呢？"

这就是我们老祖宗的聪明之处。你想，一棵树的叶子枯萎了，你是先浇树根，还是先浇树叶呢？同理，要滋补一个脏器，就要先滋补它升发的源泉，这是一种智慧。

脾胃和肝

脾胃和肝的关系我以前谈论过，钱乙说得好，"土虚则木摇"，如果追溯，很多肝经的问题都可以从脾胃找到原因。

脾胃和肾

脾胃和肾，这两者一个是后天生化之源，一个是先天之本。肾里的肾精是先天继承而来的，在出生以后，就要靠吸收饮食中的精微物质，再结合先天之精，最后形成肾精，储藏在肾中。这是我们生长的根本，如果脾胃虚弱，就会影响肾精，导致孩子生长缓慢。

❄ 调理脾胃可以通过食疗的方式

那么，该怎么调理脾胃呢？

我主要使用食疗的方法，因为脾胃本来就是运化饮食的，所以食疗更加合适。在中医里，有很多药食同源的好东西，既是药物，也是平时吃的食物，用于调理比较平稳。

脾胃出现问题，主要分为两个方面，一方面是积滞；另一方面虚弱。

所谓的积滞，就是本来应该运化的食物，没有完全运化，结果形成了积滞。这种积滞是一种病理性物质的停滞，不一定是食物停留在脾胃中了。

有的家长问我，给孩子吃得已经非常少了，怎么还有积滞？

这个问题的回答就是，积滞不一定是食物停留，还可能是一些其他的病理性产物停滞。有的孩子积滞表现为胃口不好、不吃东西、非常瘦弱、面黄肌瘦、肚子大，而有的孩子则表现为非常能吃。

我在《这才是中医》里写过，明代有一位著名的医学家叫薛立斋，他是太医院的院长，他的父亲也是御医。他的父亲进太医院，是因为擅长儿科。他们家传的是宋代名医钱乙的学术思想，所以薛立斋对儿科是非常精通的。

他在他和父亲的儿科专著《保婴撮要》中说，"凡小儿积滞或作痛，皆由乳哺不节，过餐生冷，脾胃不能克化，停滞中脘，久而成积。或因饱食即卧，脾失运化，留而成积"。

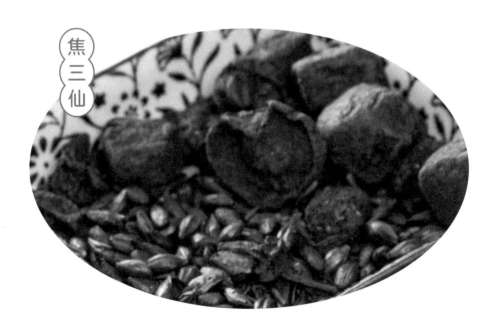

焦三仙

他说食积的原因是喂养不当，比如，古人认为哺乳之后不能马上喂食，喂食之后不能马上哺乳，就是不能混食。又比如，孩子不能多吃生冷的食物，现在很多孩子从冰箱里拿出来食物就吃。

薛立斋还提出，不能吃饱就躺着睡觉。这一点恐怕很多人都没有注意到，很多家庭习惯把孩子喂饱了就让他睡觉，这样做会伤脾。

调理这种食积可以用药食同源之品——焦三仙（焦山楂、焦麦芽、焦神曲的合称，如果加上焦槟榔，就是焦四仙）。常用的还有莱菔子（萝卜籽），它具有下气导滞的作用，还可以化痰。有时候，我还会使用鸡内金，如果用生鸡内金，化瘀的力量就比较强，给孩子用的通常是炒的鸡内金。

再有名的中医大师，用的也是这些药，最后讲究的，可能就是用哪味药，分量多大，只要辨证准确，大的方向就不会出问题。这些东西都比较平和，是我们比较熟悉的药食同源之物，用于孩子调理是比较合适的。

另外大家也可以用推拿的方式调理孩子的脾胃，比如捏脊，可以促进孩子脾胃强健，坚持一段时间，孩子的生长发育都会恢复正常。

家长要注意的是，不同年龄的孩子，调理的方法是不同的，小的时候可以按摩、推拿，稍微大一点的孩子则可以通过饮食来改善。

❀ 什么是脾虚？

脾虚就是身体吸收、运化食物的能力出问题了，它会引起身体无法吸收营养，最终导致阳气不足。

中医有很多气，宗气、肺气、肾气，等等，它们都和脾胃有关，因为只有脾胃吸收、运化之力正常，才能将吸收的食物营养转化为这些气。

　　脾虚会出现什么问题呢？身体吸收的营养会变少，营养没法运输到全身；脾主四肢、主肌肉，脾虚之后四肢秉受的营养不足，所以四肢无力，肌肉消瘦。另外，脾虚之人的肺气易弱，因为"脾土生肺金"，肺气是脾胃之气升发而来。"肺主皮毛"，于是人体体表的这些防卫系统——皮毛就会弱，出现头发没有光泽、掉发、皮肤干黄等症状。

❀ 什么食物补脾益气，开胃消食

　　脾虚的孩子要吃补脾益气、开胃消食的食品，如粳米、籼米、锅

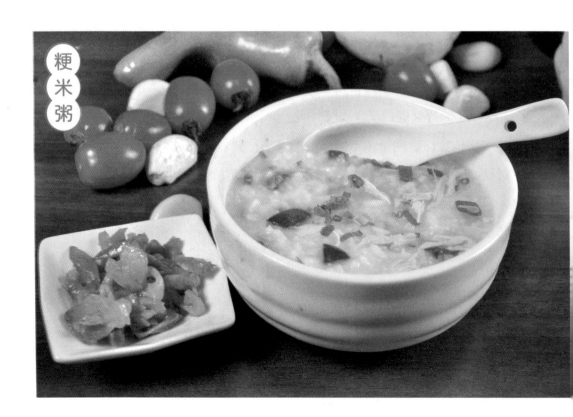

粳米粥

巴、薏米（薏苡仁）、西米、南瓜、熟藕、山药、莲子肉、扁豆、栗子、红薯（番薯、地瓜）、红枣、马铃薯、香菇、银耳、胡萝卜、牛肉、牛肚、鲈鱼、葡萄，等等。

其中我最推荐的是粳米粥。粳米是大米的一种，米粒是椭圆形或圆形的，不像籼米那么长，也不像糯米那么黏。古人认为粳米能益脾胃、除烦渴。《本草经疏》里讲粳米"虽专主脾胃，而五脏生气，血脉精髓，因之以充溢，周身筋骨肌肉皮肤，因之而强健"。所以粳米特别适合用来调理脾胃。

家长可以每天早晨给孩子喝一碗现熬的粳米粥，对孩子的身体发育很有帮助。特别是粥熬好后上面漂浮的那层米油，对身体有很好的补益之功。如果家里有人生病了，特别是孩子或老人生病了，不爱吃东西，我们就可以给他们喝米油，能让他们尽快好起来。

为了食物味道好，现在各种烹制方法都有了，厨师几乎什么办法都想了，各种猛料都填进去了。我经常看到，某某"祖传秘制"的食物，用了几十味中药炮制。我一看就觉得这个东西不能吃了，我开方子都力图药味少，这"祖传食物"不是越多越好。而且其中香燥性热的调料居多，这些东西吃进去，一定会影响我们的身体。

❀ 调理脾胃，要吃应季、应地的食物

调理孩子的脾胃，就一定要给他吃营养丰富的五谷杂粮，吃应季、应地的瓜果蔬菜！

什么是应季呢？

应季就是顺应一年四季的节气，按照果蔬自然成熟时间来吃。现

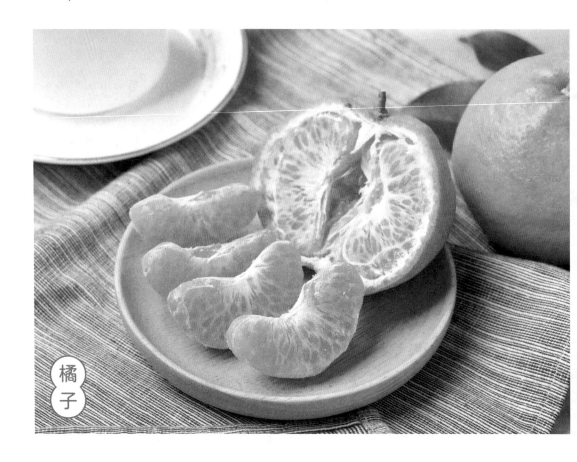

橘子

在，无论我们想吃什么，在市场上都能买到，春季想吃西瓜有，夏季想吃橘子也有，这就违背了自然规律。这样的果蔬，很多都是催熟的，要么就是用特殊的方法保存，里面有太多让人致病的东西。家长一定要让孩子吃应季的果蔬，不要贪嘴，否则会对孩子的身体造成很大的损害。

什么是应地呢？

北方人要多吃北方栽种的食物，南方人要多吃南方栽种的食物，这就是应地。我们都知道，南方的很多果蔬在北方都不能生长，反之亦然，这就是地理、气候环境等因素不同造成的。大自然是很神奇的，它给不同环境生存的人带来最适合其身体的食物，如果你一定要尝一些跟你所处的环境不相适应的食物，就可能会对身体造成伤害。

什么季节吃什么食物，这是人类长期积累的经验，这是一种适应，我们的身体和自然已经基本达成一致了。

但是这种情况在塑料大棚出现以后被改变了，尤其是刺激植物生长的激素出现以后，改变更大了。

现在我们的生活水平提高，各种食物在城市汇集，冰岛的三文鱼、大洋洲的龙虾，我们都能吃到。

也就是说，我们现在能够吃到的食物的品种数量，是人类历史上从来没有过的。

口腹之欲大大满足了，身体里各种各样的不适也出现了，这到底是一种进步，还是倒退呢？

积食是孩子的常见病，会造成脾胃不足

❀ 孩子积食，会造成脾胃不足

孩子外感，用一些食疗的方法也可以解决问题，最重要的是要保护阳气。外邪来了，如果别的孩子没事，只有你的孩子感冒了，说明孩子的阳气不足。我一再强调，感冒过后一定要补脾，把阳气调理好。

在外感病的调理过程中，小儿推拿有非常大的作用，比如经常给孩子捏脊，让孩子脾胃强健，就会少患外感疾病了，或者一旦患了外感疾病，适当地用一些方法调理，让经络通畅，也能使孩子恢复健康。大家有机会可以多学学小儿推拿，对孩子的健康有好处。

下面，我来讲讲还有什么情况能引起孩子的脾胃不足。

孩子脾胃受伤，身体气血运行不正常，就会阳气不足，通常这种情况是吃东西引起的，因为家长不懂得健康的道理。在古代，人们缺乏食物，孩子饿，就会瘦弱，可现在的孩子都是过度喂养，引起脾胃系统疾病的情况特别多，比如积食，很常见。

❀ 多吃五谷杂粮，也是在养脾胃

孩子积食后，我们一定要学会处理。稍微积食，就用焦三仙加炒鸡内金熬水，给他消一消，消完了以后再捏脊，就可以让他的脾胃恢复正常。平时还可以多吃点五谷杂粮，这是非常关键的。现在孩子吃的东西越来越精细，可是越精细的东西营养流失得越多。五谷杂粮代表了丰富的饮食结构和养分，吃蔬菜也是一样的道理。

现在的孩子饮食结构是肉食偏多，蔬菜偏少，所以我们要让孩子学会吃蔬菜，让他体会到蔬菜有多好吃。现在我们为了把肉做香，会加各种调料一起炖，口味调高了，可能就觉得寺庙里的饭没法吃、没味。可真的到寺庙里去吃了之后，就会发现每天吃得也很香，能体会到蔬菜真正的香味。

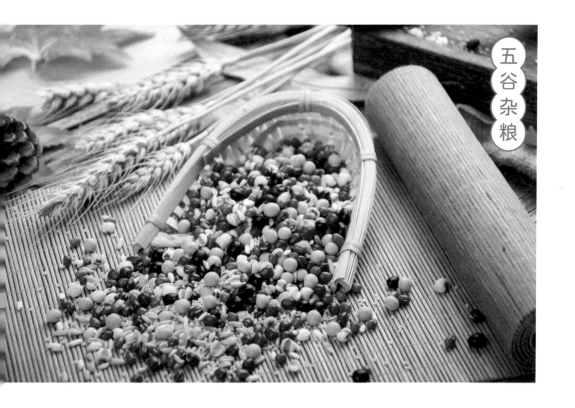

五谷杂粮

　　五味（指的是食物里自然的味道，比如番茄的酸）入我们身体的五脏，食物正常的五味是调五脏的，可如果你把口味调得特别高，往里面加花椒、大料这些中医里的药物，就是用各种强烈的药性来持续增加食物的五味，整个数值被调高以后，对身体反而没有好处，因为刺激太强烈了。比如，你的体内本来就有热，做菜又放了花椒、大料和各种辛辣的东西，那么你就会热上加热，这种辛味进入体内对身体就不好了。

　　现在，很多孩子的口味已经失常了，口味被调得特别高以后没法适应甘淡的味道，就不喜欢蔬菜了，觉得味同嚼蜡。我们要学会品尝甘淡的味道，品尝食物本来的味道，要调整孩子的饮食，多食用五谷杂粮、果蔬，少加点蛋白质，有点肉也可以，但是要保持肉本来的味道，尽量不要做得特别香。调整以后，脾胃正常了，身体才能正常。

3 不要养成"重口味"，儿童低盐饮食很重要

✿ 吃得太咸，会使肾受伤

我跟几个孩子在一起吃饭时发现，现在有的孩子口味特别重，尤其是爱吃盐，觉得不够咸，每个饺子都蘸着酱油吃。这个问题我觉得有必要给大家讲一讲。

五味对应五脏：甘——脾；苦——心；酸——肝；辛辣——肺；咸——肾。

我举一个例子，肾炎患者有一个特点——吃什么东西都觉得咸，正常人吃没问题，而他们一吃就觉得满嘴都是咸的。为什么呢？与肾相关。

这是因为肾代谢水液，吃咸的食物以后，就会喝更多水，肾的负担就会加重，它会调整阈值，让你稍微吃点东西就感觉咸，所以就要少吃咸的东西，减轻肾脏负担。

❀ 很多家庭给孩子吃的盐量都多了

1 岁以内的婴儿

婴儿的肾脏代谢能力有限，一般在 1 岁以内，尽量不要给婴儿吃含盐的食物。6～12 个月的婴儿，每天摄入 350 毫克的钠就足够了，如果是母乳喂养，母乳里面就具备这个量了，不用再单独添加。

1～3 岁的幼儿

1～3 岁的幼儿每天需要 700 毫克的钠，相当于 1.8 克的食盐，大约两个黄豆粒大。实际上，日常吃的食物里面都含有各种各样的营养成分，比如说谷物、蔬菜、肉里面都含有钠，那么这些食物的含钠量基本就满足孩子的需要了，所以在给 1～3 岁的孩子做菜的时候也不用放盐。

不过，很多家庭做不到这一点，他们觉得这时候要给孩子尝一尝美味了，用酱油焖出来的红烧排骨，给孩子尝一口，盐摄入就超标了。

4～6 岁的幼儿

4～6 岁的幼儿，每天需要的钠就多一点了——900 毫克左右，相当于 2.3 克的食盐，这些量食物里不一定够，这时候就可以多加点盐，一天 1～2 克就够了。1 克盐也就黄豆粒大，也就是说，每天做菜的时候加两个黄豆粒大小的量就够了。

6 岁以上的儿童

6 岁以上的儿童，每天 3～5 克的食盐就可以了。

参照这个标准，很多家庭给孩子吃的盐都过量了。因为大人习惯用自己的口味影响孩子，我觉得红烧排骨好吃，那就给孩子尝尝，结果对孩子来说，盐就多了。所以，相当多的孩子摄入盐过量。

❀ 盐摄入过多后果严重

第一，盐摄入过多会直接给肾脏造成负担。盐摄入多，就要多喝水，肾脏就累。

第二，盐摄入过多会调高孩子的口味，孩子就觉得重口味才香。现在我看到很多孩子口味非常重，觉得没盐的菜没味。

第三，盐摄入过多会导致高血压。长期摄入盐量超标，最直接的后果就是导致高血压。现在中国患高血压的人特别多，有 2 亿左右，年纪大的人占多数，跟我们长期吃盐超标有关。

我小的时候，没有酱油蘸酸菜，拿盐水泡一泡就觉得香。现在能吃到盐了，大家依旧爱吃咸口。很多人有这种习惯，早上吃咸菜，中午饭的用盐量很大。在东北，我看很多人每吃一口菜都蘸一下酱油，这是非常不好的习惯，最后会导致疾病。

国家一再强调，百姓膳食要低盐，但是现在重口味已经形成了，少放盐就觉得不香。很多人多吃盐后，血压高了，心脑血管疾病出现了，肾脏问题也出现了。

成人每天盐的摄入量建议控制在 5 克以内，那 6 岁以上的孩子到成人都控制在 5 克以内吗？我觉得 6 岁的孩子可以稍微减少点，别用太多盐，一定要让他从小养成低盐饮食的习惯，让他品尝到食物本身的味道。我们现在过分地使用各种辣味、咸味、鲜味等做出的美食，其实都调高了我们的口味，让你尝不到食物本来的味道了。

立春后，抵抗力下降，给孩子喝羊肚菌太子参脊骨汤

立春之后，冬春交替的这段时间，冬季和春季互相博弈，天气忽冷忽热，昼夜温差也大。在这种气候多变的季节，孩子的身体跟不上天气变化的节奏，抵抗力就会下降。

孩子很容易感受外邪而生病。首先是感冒。忽冷忽热的天气，很容易着凉导致风寒感冒；天气突然变暖，没有及时调整衣物，又会出汗过多导致体内津液不足而发生风热感冒。其次，肺为娇脏，易受寒邪袭扰，所以此时呼吸道疾病多发。另外，这个季节空气中的花粉、粉尘、细菌也比较多，皮肤比较敏感脆弱的孩子会出现麻疹、风疹、荨麻疹等皮肤问题。

这么看来，冬春换季之时真是危机四伏，所以我们更要让孩子由内而外地强大起来，让脏腑各司其职，气机升降得宜，气血运行通畅，这样就算有外邪来袭，身体也有足够的力量来防御。增强孩子的体质，我们还得在日常饮食上下功夫，用食物的力量来调整身体的状态，如下面的这道羊肚菌太子参脊骨汤。

羊肚菌太子参脊骨汤

原料： 羊肚菌 5 个，太子参 5 克，怀山药片 15 克，芡实 10 克，大枣 2 枚，猪脊骨 250 克，盐适量。

做法： 将芡实提前浸泡 3 小时，羊肚菌提前浸泡半小时，猪脊骨焯水，撇浮沫后捞出备用。大枣去核、剪碎，然后把所有食材倒入锅中，大火烧开，转小火炖 2 小时。出锅前撒点食盐调味即可。

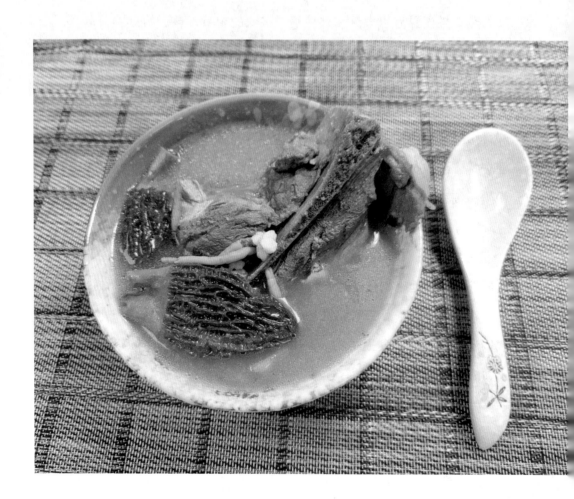

山药味甘淡，性平，这正是脾胃最喜欢的味道。它色白入肺，肺主皮毛，肺气充足时，皮肤毛发得到滋养，皮肤就会润泽白皙，毛发就会油润乌黑。山药还能健脾，补肾填精，精足则阴强、目明、耳聪。

太子参甘苦，微温，归脾、肺经，能益气健脾、生津润肺。儿童不能随意用参类来进补，譬如人参、红参、西洋参等，补益之力都太强了，并不适合儿童的体质。而太子参是一种体形较小的参，药性平和，补气之力比党参弱，生津之力又比人参强，同时能健脾补虚，更适合体弱的儿童使用。

芡实味甘、涩，性平，归脾、肾经，能固肾涩精、补脾止泄、除湿止带。芡实可谓是“药食两用”的天然食补佳品。它味甘，所以能补脾，而味涩则能固肾，女性常用可以健脾祛湿，男性可以益肾固精，老人可以用它缓解腰膝疼痛。

羊肚菌是味道鲜美、营养保健价值极高的食用菌。它性平，味甘，能润胃健脾、理气化痰、益肠消食，我们常用它来调理消化不良、痰多气短和其他呼吸道疾病。现代医学研究表明，羊肚菌有降血脂、增强机体免疫力、抗疲劳、保肝等作用。无论是医学记载还是食用实践，都证明了羊肚菌有强身健体之功。

这道汤兼顾了脾、肺、肾，鲜美而不失营养，无形中滋养着脏腑，充盈着肌体，帮助孩子形成强大的抵抗力。如果你在换季时不知道给孩子做点什么吃，不妨把这道汤安排上吧！

5 早春乍暖还寒，预防感冒吃姜韭鸡蛋羹

❀ 冬春交替，晒太阳，吃一些辛温发散的食物

三月是冬春交替之际，乍暖还寒，气候多变，是最容易着凉感冒的时候。春季是温煦身体、抵抗寒冷的阳气始生的时候，我们一定要保护好身体的"小火苗"，扶助阳气，温中助阳。

养护阳气，最简单的办法就是晒太阳。阳光明媚的时候带孩子出去跑跑玩玩，既锻炼了身体，也是最天然的养阳方式。

在饮食方面，为了顺应春季阳气升发的特点，我们要远离生冷寒凉的食物，以免损伤脾阳，遏制阳气的升发。家长可以给孩子吃一些辛温发散的食物，温补阳气，温暖脾胃中焦，这样也能更好地推动阳气的运行。

❀ 早春健脾和胃，要给孩子吃姜韭鸡蛋羹

我介绍一道适合早春温中助阳、健脾和胃的菜肴——姜韭鸡蛋羹。

韭菜、鸡蛋，不炒，也不用它们做馅料，大家来看看打破常规的姜韭鸡蛋羹怎么做。

姜韭鸡蛋羹

原料： 鲜韭菜 1 把，生姜汁 10 毫升，鸡蛋 4 个，淀粉 50 克，八珍粉 10 克，盐适量。

做法： 韭菜洗净，切成小段；鸡蛋打入碗中，搅拌成蛋液。在碗中倒入生姜汁，加入淀粉、八珍粉、一小勺盐，再加适量水，调成淀粉水。将淀粉水倒入蛋液中，搅拌均匀，增加蛋液黏稠度。模具中刷油，铺上韭菜碎，淋入蛋液（把蛋液过筛，口感会更细腻）。用蒸锅蒸，上汽后蒸 20 分钟，稍放凉，脱模切块即可食用。

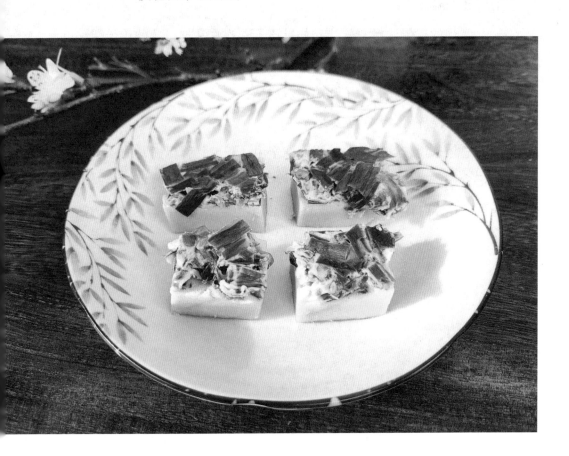

生姜辛温，能够解表散寒、温中止呕、化痰止咳。

韭菜被誉为"春季第一菜"。中医认为，韭菜辛温，能促进阳气升发，温暖我们的身体，驱散阴寒。它入肝、胃、肾经，《本草拾遗》记载其"温中，下气，补虚，调和腑脏，令人能食，益阳，止泻白脓、腹冷痛，并煮食之"。青色入肝，所以韭菜也具有疏调肝气的作用。同时韭菜的辛香之气能醒脾，增进食欲，增强脾胃之气，达到健脾暖胃的效果。

《中国药膳学》中记载"鸡蛋性味甘、平；鸡子清甘、凉；鸡子黄甘、平；凤凰衣甘、平"。鸡蛋滋阴润燥，养心安神。蛋清清肺利咽，清热解毒；蛋黄滋阴养血，润燥息风，健脾和胃。鸡蛋煮熟后更好消化，还能温补脾胃。

常规的鸡蛋羹嫩滑软弹，如果孩子喜欢吃常规口感的鸡蛋羹，可以不用加淀粉和八珍粉[1]，八珍粉非常适合日常给孩子食用来培补脾胃。

这里加入淀粉是为了让鸡蛋羹成型，家长可以取出切块食用。这种形式比较新颖，大家可以尝试一下。

总体来说，这款姜韭鸡蛋羹偏辛温，阳虚、脾胃虚寒的孩子可以放心食用；正常体质的孩子食用一些也是顺应季节的特点，一般不会有问题；体内有热、阴虚火旺的孩子就不适合食用了，容易加重内热。

1　八珍粉可以用五谷杂粮粉替代，超市里就能买到。

 # 缓解孩子的压力，
喝白术佛手汤

❀ 春季肝气的躁动最容易影响情绪

《素问》曰："正月二月，天气始方，地气始发，人气在肝。"在这万物生长的季节，人体的肝气也最旺盛，我们尤其要注意疏肝、养肝。

对于孩子来说，春季肝气的躁动最容易影响情绪，所以有时候孩子会变得没有耐心，很爱发脾气；或者因为开学了，大家又在暗暗比成绩、拼才艺，所以压力一下就上来了，变得焦虑，每天郁郁寡欢，不开心。

肝主疏泄，如果孩子的情绪不好，肝气郁结，气血运行也会受到阻碍，身体的气机不通畅，疾病就容易接踵而来，所以春季是儿童肝气不舒暴发的高峰期，家长们要细心观察孩子的异常情绪，不要给孩子太大压力。

肝喜条达而恶抑郁，春季风景正好，多带孩子出去玩，保持心情愉快，这也是疏调肝气的一种方式。

我们知道青色入肝，如果通过饮食来养肝，就可以多吃些青绿色的蔬菜。根据"减酸增甘"的原则，少吃酸味，以免抑制肝气的疏泄。

单从养肝的食物入手还不够，我们还要照顾到脾胃，肝脾调和才是疏肝理气的正确打开方式。

脾属土，肝属木，肝气升发太过，会克制脾气，影响脾胃的消化吸收之功。孩子胃口差，不爱吃饭，是肝木横逆克制脾土导致的。此时，通过调补脾胃，补脾益气，就可以克制旺盛的肝气，这叫补土以制木。所以，养肝和健脾不能分家，补脾也对调节情绪有帮助。

❀ 调和肝脾试试白术佛手汤

调和肝脾，可以试试这道白术佛手汤。

佛手又称佛手柑、佛手香橼，色泽金黄，香气浓郁，顶端分裂如拳，有的张开如佛指，所以又被称为五指柑。

佛手性温，味辛苦酸，归肝、脾、胃、肺经，能够疏肝理气、和胃止痛、燥湿化痰。《滇南本草》记载佛手柑"补肝暖胃，止呕吐，消胃家寒痰，治胃气疼，止面寒疼，和中行气"。《本草再新》也记载佛手"治气疏肝，和胃化痰，破积，治噎嗝反胃，消癥瘕瘰疬"。

佛手清香，这种香味被中医称为"辛香"，辛味能散能行，所以佛手能够理气疏肝。佛手又能入胃，健运中土之气，所以也能缓解气滞不疏导致的胃部不适问题。

白术，有"补气健脾第一要药"之称，能够益气健脾、燥湿利水、止汗、安胎。炒制后的白术偏向于燥湿健脾，焦香之气能醒脾健脾，增强脾气，改善食欲。

茯苓味甘、淡，性平，其中甘能补土、健脾祛湿，淡能利窍，它

白术佛手汤

原料：佛手 6 克，炒白术 6 克，茯苓 10 克，怀山药片 10 克，陈皮 2 克，猪脊骨 200 克，盐适量。

做法：炒白术、茯苓提前浸泡 2 小时；猪脊骨焯水，撇去浮沫，捞出备用。将所有食材倒入锅中，大火烧开后转小火炖 1.5 小时，出锅前加点盐调味即可。

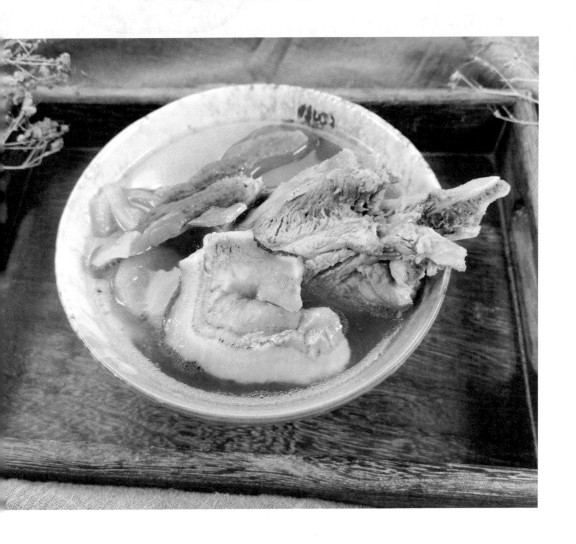

的气味俱薄而升浮，能生津上行，又复下降，可导浊下行。因此，茯苓为淡渗利水、健脾和胃、宁心安神的要药。

怀山药味甘，性平，能健脾、补肺、固肾、益精。

陈皮味苦、辛，性温，归肺、脾经，能辛行温通、健脾和中、调和气机。

这样搭配，这道汤就能健脾化湿、疏肝理气，而且这道汤性质平和，比较适合给孩子饮用。如果春季怕孩子的肝"闹事"，那就煲上一碗，好好安抚一下肝脾，帮孩子找回平和的心境。

"见肝之病，知肝传脾，当先实脾"，《金匮要略》中早已告诉了我们这个道理，所以春季养肝不能忘了健脾。

春季吃百合，
润肺还能治疗失眠

❀ 春季吃百合对孩子身体有益处

乍暖尤寒，气温多变的季节，不仅挑战了孩子抵抗外邪的能力，更考验了孩子应对压力、摆脱情绪困扰的潜能。在春季，孩子不仅容易肝气郁结、心浮气躁，也是焦虑不安，情绪多变，失眠、早醒的高发期。

在这样的季节里，"睡得香，吃得暖，养得润"就显然尤为重要。那我们就来聊聊能够养心安神、润肺止咳的食养之品"百合"。

入药的百合是花店里的百合的肉质鳞茎，它们之间的关系就像大蒜与蒜苗，一个储备营养，一个野蛮生长。

《本草述》中说："百合之功，在益气而兼之利气，在养正而更能去邪，故李氏谓为渗利和中之美药"。

百合味甘，具有养阴清肺、清心安神之功，古时候百合入药有滋补肺肾的百合固金汤，改善多梦忧虑的百合地黄汤，养津清热的百合知母汤……百合鳞茎得土气能养肺金，味甘，性微寒，兼有清和宁静之力，入手少阴心经，能清心火、安心神，常用于治疗肺燥、阴虚久

咳，热病余热未清导致的心烦失眠，或更年期前后的神疲乏力、失眠
难安等病。

❀ 孩子咳嗽喝百合山药汁

下面，我们就来介绍几种适合孩子的百合用法。

咳嗽耗气，孩子体质是"阳常有余，阴常不足"的，反复外感、
高烧、咳嗽迁延日久，多多少少都会出现耗气伤津的问题。《本草纲
目拾遗》中说百合能"清痰火，补虚损"，久咳肺燥的时候选择含有
百合的食疗之法，不仅可以清理肺中痰火，也能补养脾胃消耗的气血
津液。

百合的食疗方法有很多，比如百合蜜汁、百合西芹、百合银耳羹、
百合核桃粥、百合煲牛肉……而适合孩子咳嗽的食谱，可以选择"百
合山药汁"，它尤其适合体质怯弱，跑跑跳跳、咳喘气急就容易吐的
孩子。

感冒之类的病症在现代医学中也被叫作"自限性疾病"，就是"依
靠自身免疫系统也能解决的疾病"，调治的核心在于缩短病程，减少重
症。"肺气不足"的孩子很容易把小病拖成大病，拉长治疗疾病的时
间；而跑跳气急就容易吐的孩子，在一定程度上来说也跟肺气不足有
关。因为肺气不足，跑跳气急时就会代偿性地张嘴呼吸，寒气入胃，
以致胃气上逆而吐。

百合山药汁（以 3 岁孩子为例）

🍵 **原料：** 干百合 3～5 克，山药 30 克，冰糖适量。

🍲 **做法：** 干百合提前浸泡 2～3 小时（泡发时间过长会导致药用成分流失），与山药片一同下锅（也可根据孩子口味放 1～3 颗红枣，掰开），炖煮 45 分钟，加入冰糖，饮用汤水即可。

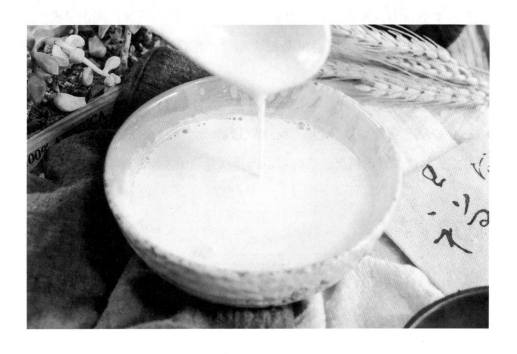

　　百合润肺止咳，可以化肺中痰热；山药色白，性温味甘，是补脾、肺、肾三经之气的药，具有补中益气、健脾和胃之功。二药相合，山药养脾胃气津，百合养肺燥津亏，这样搭配不仅可以润肺化痰，缩短咳嗽的病程，而且可以作为肺气不足、容易感冒孩子的日常调养之方。脾肺虚弱的孩子，排便也大多不规律，有些孩子排便费力，有些孩子則排便不成形。《神農本草經》中說百合"主邪氣腹脹心痛，利大小便，補中益氣"，山藥健脾化濕，兩者相合，利肺氣，補中氣，以改善排便問題。

❀ 喝百合雞子黃湯，解鬱安神

"焦慮"是每個中年人都會遇到的問題，工作的瓶頸，孩子的健康和升學的壓力，家人之間的溝通……如何擺脫焦慮是我們應該考慮的問題，躺平不現實，內卷沒必要，不如"好好地睡一覺"，心靜自然安。

《金匱要略》中的百合雞子黃湯就是"益陰養血，清心養肺"的名方。心肺陰虧會有心煩、心慌、心悸不安、乾咳、失眠、盜汗、兩顴潮紅、舌紅、少苔的情況，這時可以選擇百合雞子黃湯滋養心神。

百合雞子黃湯

🥣 原料：乾百合15克，蛋黃1枚。

🍲 做法：乾百合提前浸泡，煎煮；將蛋黃攪勻調入百合湯汁中。

虛煩失眠時，可以連續喝3～5天，清虛火，安心神，你就能找回踏實的睡眠狀態。

❀ 孩子上火、心烦，吃百合绿豆羹

百合鸡子黄汤适合家长们，如果孩子也出现了"上火、心烦"的症状，如夜晚哭闹、睡眠不安、舌尖溃疡、小便短黄、咽喉红肿，可以用百合绿豆羹。

$$百合绿豆羹$$

原料：干百合 1～3 克，绿豆 30～50 克，冰糖适量。

做法：将干百合和绿豆提前浸泡 2～3 小时，配适量冰糖，熬煮至绿豆软烂，饮汁即可。注意汤汁不要过夜。

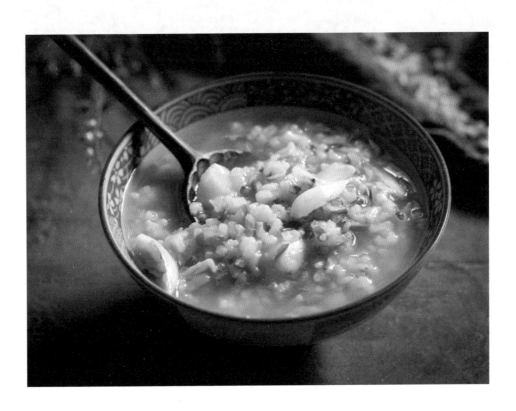

体质平和或有内热的孩子，可以把百合绿豆羹从春末喝到盛夏，每周1～2次，春季清热解毒，夏季清心安神。

最后，我们来总结一下。

百合色白，质润，性微寒能清肺热，从食养的角度来说，百合与雪梨有异曲同工之处。孩子外感后期，咽干咳嗽时，百合山药汁也可以使用。如果还有睡眠不安、疲乏、没精神的情况，则更适合用百合山药汁；如果热病后期，有口腔溃疡或睡眠不安、睡觉踹被、爱发脾气、排便干燥的情况，则选择百合绿豆羹。家长们的焦虑失眠大多兼有心神失养的问题，更适合百合鸡子黄汤。

用心地对待每一餐、每一次寒热交替、每一场病后调养，或许健康的逆转就藏在这一次次，一口口的用心之中。希望大家都能用心吃三餐，健康过四季。

春季孩子吃韭菜，有助阳气的升发

❀ 初春吃韭菜，补肾阳

四季交替，饮食相合。冬季天寒地冻，身体需要更多的能量为我们驱散严寒，饮食上就要多选择一些味道厚重的滋补之物，这叫作闭藏；春季万物复苏，我们就需要气味芳香的食物来唤醒味觉，感受春意。

"正月葱，二月韭"，立春时节北方人的餐桌上多会有三鲜饺子、韭菜盒子和春饼卷合菜等脆嫩的升发之品，这是民俗传承也是食养文化。

韭，在古代文人眼中是一种像菊花、莲花般的存在。

有些地方，在每年的正月初八这天要吃春饼，杜甫《赠卫八处士》诗中言："夜雨翦春韭，新炊间黄粱。"龚自珍曾在《与吴虹生书》中写道："今年尚未与阁下举杯，春寒宜饮，乞于明日未刻过敝斋翦韭小集。"

春初的韭菜就像冬雪里的梅花一般，我们是可以"翦春韭"以宴宾客的。温一壶暖酒，品春韭的香气，赶走余寒，荡涤烦恼，和朋友共享短暂的悠然时刻。

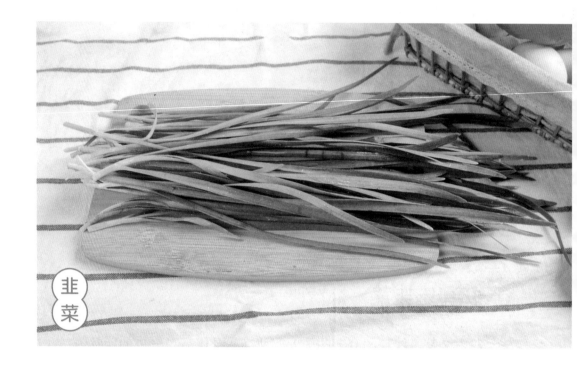

韭菜

文人爱初春的韭菜是源于它的"鲜香翠嫩"，医者爱初春的韭菜是它"生则辛而散血，熟则甘而补中，乃肝之菜也"。

医者眼中的韭菜，如同入药的百合、生姜一般。韭菜为百合科葱属年生宿根草本植物，既为日常蔬菜，又是常用药材，以韭菜、韭根和韭菜子等部位入药，具有补肾、温中、散瘀、解毒和防虫之效，收录于历代的本草著作中。

文人口中的"夜雨翦春韭"，用中医的话来解释就叫作"辛温补肾阳，升发又温通"。

❋ 韭菜的温补之性可以帮孩子调理身体

《名医别录》记载"韭味辛……除胃中热，利病患，可久食。子，主治梦泄精，溺白。根，主养发"。如何利用韭菜的温补之性来帮孩子调理身体呢？我简单介绍三种：

止汗：用 1 把韭根，煮水温服。

梦遗溺白：每日生吞韭子一二十粒，用盐汤送下。[又方：用韭子二两（100 克），微炒为末，饭前服一匙，温酒送下。]

尿床：用韭子 15 克、糯米 50 克，浸泡煮粥，分温三服。

在一定程度上来说，韭菜有点类似于"麻黄"，生麻黄辛温散寒，麻黄根收敛止汗；韭菜绿色的部分辛散，而根部偏白的部分则可以止汗。所以体虚多汗者，可以收集一些韭菜根煮水喝，一般水开后煮 10 分钟，去渣饮汁即可。

现代研究还发现，韭菜中含有大量的维生素和粗纤维，能促进胃肠蠕动，有助于润肠通便，所以韭菜还有"洗肠草"之称。

所谓"春韭入馔百味佳"，春季可以尝试做一道韭菜盒子。做法见下页。

还要提醒一下大家，韭菜并非适合所有人吃，阴虚体质的人，体内有热，就不要吃性温的韭菜了；肠胃不好、有胃病的人，最好也少吃韭菜。

春的味道，韭菜知道，如果你和孩子的体质适合，又能接受韭菜的辛香，那么这个春季一定要尝尝鲜哦！

韭菜子是很好的温肾之品，对于先天不足导致的孩子尿床，青春期男孩子的梦遗都有很好的收敛固涩之功。

《本草经疏》有言："韭，生则辛而行血，熟则甘而补中，益肝、散滞、导瘀是其性也。"这里的"散滞"，用我们常见的情况来举例就是

韭菜盒子

原料：韭菜 1 小把，鸡蛋 2 个，胡萝卜 50 克，木耳适量，面粉 200 克，八珍粉 20 克，食用油、盐、蚝油适量。

做法：将面粉跟八珍粉混合，倒入适量水，揉成光滑的面团，饧发 10 分钟，然后继续揉面，分成等份小剂子，搓成长条。在盘子上刷点油防粘，把小剂子装盘，表面刷点油，盖上保鲜膜，醒面 40 分钟。把鸡蛋打散，炒成鸡蛋碎；胡萝卜、木耳切碎备用；韭菜切碎后，先倒点油搅拌均匀，然后倒入鸡蛋碎、胡萝卜碎、木耳碎，加点盐与蚝油，搅拌均匀。把面剂擀成长方形，越薄越好，然后包入馅料。在锅内刷油，开小火，把韭菜盒子煎至两面金黄即可。

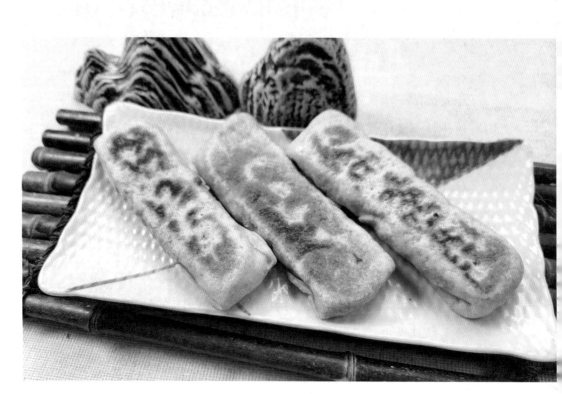

能够调理"气机逆乱而引起的打嗝"。

经常反胃、反酸，兼见气滞打嗝的成人，可以用 25 克生姜捣汁，兑入 100 克韭汁中，一起服用；如果是孩子，可以选择小剂量的韭汁兑到牛奶中温服，辛温理气，可以改善中焦气机郁滞引起的打嗝症状。

抛开"温中""理气""补肾"的中医术语不谈，单从蔬菜的角度来讲，韭菜也是应季春菜的不错选择。

它像百合、香蕉一样，具有"高钾低钠"的属性。身体中的钠离子的排泄特点是"多吃多排，少吃少排，不吃不排"；而钾离子却像一个随时需要关注的"熊孩子"，它的特点是"多吃多排，少吃少排，不吃也排"。我们运动量大，出汗多，排尿多时，就容易造成钾离子流失，会出现精神不振、四肢酸软无力、心慌胸闷等问题，故而，在升发为主的季节里，适当增加自家食谱中"高钾低钠"的果蔬比例，还是有很多好处的。

9 体质弱的孩子，春季吃理脾糕，养脾气

❀ 孩子肚子胀、易积食，是脾胃虚弱的缘故

雨水节气过后，天气越来越暖，春季的气息也日渐浓厚。

在春季，带孩子踏青、露营、放风筝、看小动物，都会给孩子留下美好的童年回忆。如果孩子的体质比较弱，动不动就生病，体力也跟不上，春季就会有很多麻烦。

体质弱的孩子，一般都有这些共性：

（1）孩子不好好吃饭，常常没胃口，不想吃东西，一吃就肚子胀；

（2）有的孩子出现一吃就拉的情况，而且大便里有没被消化的食物；

（3）孩子吃得多但不吸收，不长肉，很容易积食。

很多家长百思不得其解，不知道问题到底出在哪，这其实是孩子的脾胃虚弱了。

因为脾胃虚弱，无力运化食物，所以孩子吃不下饭，胃口不好，一旦吃多，食物就会堵在胃里，造成积食。而脾虚同样无法腐熟食物，

所以孩子的大便里就会有未消化的食物，这叫"完谷不化"。脾胃不好，吃再多的好东西，营养也无法吸收，就算孩子的胃口还不错，也不会长肉、长个子，比较瘦弱。

想让孩子好好长身体，就要先把他的脾胃调养好。《摄生消息论》中说："当春之时，食味宜减酸益甘，以养脾气。"春季养脾正当时，我们不妨看看中医里有什么培补脾胃的方法。

❁ 食养脾胃吃理脾糕

中医里有一个食养脾胃的方子，叫作理脾糕。

理脾糕原方

🍲 原料：百合，莲子肉，山药，薏米，芡实，蒺藜子。

🍳 做法：把上述原料等份磨成末，用砂糖，粳米粉，糯米粉，和前面的药粉加一起加水蒸成糕，晒干。

原方中的蒺藜有小毒，稳妥起见，我就把它去掉了，再对原方的用量做了些调整。日常自己制作的话，建议用量如下：

理脾糕

原料： 百合、莲子肉、怀山药片、薏米、芡实各 30 克，粳米粉 125 克，糯米粉 125 克，白砂糖 80 克。

做法： 将百合、莲子肉、怀山药片、薏米、芡实全部打成粉，然后把所有原料倒入碗中，搅拌均匀，加适量水，和成面团。取适量面团放入模具，压成型，放入蒸锅，大火烧开后转小火，蒸半小时即可。

百合味甘，性微寒，能养阴润肺、清心安神；莲子味甘、涩，性平，能补脾止泻、益肾涩精、养心安神；怀山药味甘，性平，能健脾、补肺、固肾、益精；薏米味甘、淡，性凉，归脾、肺、胃经，能健脾补肺、清热利湿、除痹排脓；芡实味甘、涩，性平，归脾、肾经，能固肾涩精、补脾止泄、除湿止带。

这款理脾糕，味道清淡，软硬适中，还带着微微的甜。如果孩子觉得甜度不够，还可以淋上点蜂蜜食用，口味更佳，吃不完可以放冰箱冷藏，尽量在 3 天内吃完。

健脾利湿，
吃蚕豆山药羹

❀ 春季吃蚕豆，健脾利湿，保持体内干爽

三月过半，春季的气息越来越浓了，春的味道，也能从一个清新而富有生机的食材中尝到——蚕豆。

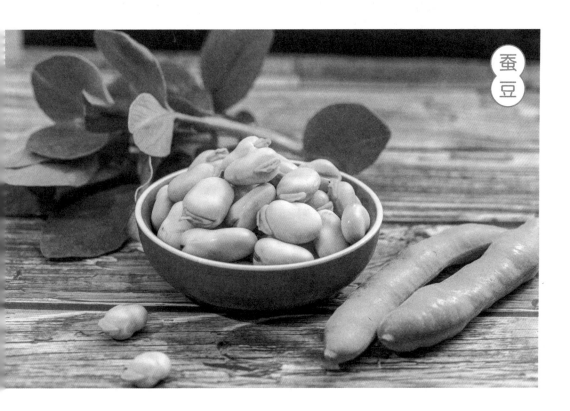

蚕豆

蚕豆，又名胡豆、佛豆，全国各地都有生产。关于蚕豆名字的由来，元代著名农学家王祯在《农书》中写道："蚕时始熟，故名。"《本草纲目》中写道："豆荚状如老蚕，故名。"

中医认为，蚕豆味甘，性平，入脾、胃经，健脾，利湿，治膈食、水肿。汪颖在《食物本草》中说蚕豆"快胃，和脏腑"。《本草从新》中说它"补中益气，涩精，实肠"。

蚕豆味甘，而甘味入脾，所以春季吃蚕豆非常适应季节饮食的特点，也能健脾和中、健胃、厚肠。蚕豆还可以起到利水消肿的作用，对于小便不利、水肿胀满等病症有一定的缓解。在回南天，湿气笼罩的时候，吃点蚕豆也有助于排湿气，保持体内的干爽。

✿ 给孩子吃蚕豆山药羹，健脾胃，补肾气

蚕豆属于过敏物质，过敏体质的人群或者有蚕豆病的人一定不能食用蚕豆，而且蚕豆一定要煮熟才能吃，否则会中毒。

春季可以给孩子吃蚕豆山药羹。

蚕豆山药羹

🥣 原料：铁棍山药200克，蚕豆50克，胡萝卜半根，香菇3朵，盐、姜片、胡椒粉适量。

🍲 做法：将山药去皮、切小段，然后用料理机打成糊；把香菇、胡萝卜切成碎末。在锅内倒适量油，先加姜片爆香，然后加入蚕豆、香菇、胡萝卜炒香，最后加入山药糊和适量清水，煮5分钟。出锅加点盐、胡椒粉调味即可。

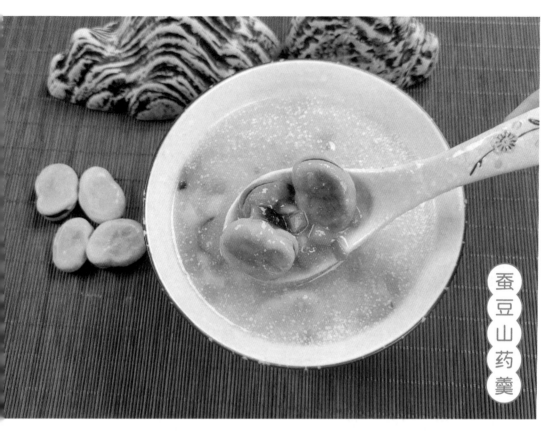

蚕豆山药羹

山药是平补脾、肺、肾的食材，能益肾气、健脾胃、止泻痢、化痰涎、润皮毛。儿童常食山药能健脾胃、长肌肉，这是因为山药有补脾的作用，脾主肌肉，所以补脾可以让人的肌肉丰满起来。春季本就是万物生长的季节，此时给孩子吃山药有助于他们身体的生长发育，家长们可以变着花样地给孩子做山药吃。

香菇也是甘平的食物，它不仅能提鲜，还能够益胃健脾、补虚、益肾精。常吃香菇可以提高身体免疫力，调节血脂，捍卫细胞健康，儿童食用香菇能令营养更加全面、均衡。

帮孩子祛湿
用五指毛桃四神汤

❀ 雨水多，体内会有水湿

清明后，天气逐渐变暖，雨水也多了起来，气候慢慢由干燥变得湿润，很多南方地区甚至已经潮湿起来了，现在可以着手祛湿了。

有的家长有疑问，孩子也会有湿气吗？其实会有的，孩子的湿气跟季节、脾胃的状况关联比较大。

在多雨的季节，外部环境的湿度较高，水湿之气就会慢慢侵入人体，孩子也会受影响。脾胃的运化之功除了运化食物，就是运化身体内部的水液，也称运化水湿。孩子"脾常不足"，如果孩子的脾胃虚弱，那么脾对体内水液的吸收、转输和布散的能力也就不足，水湿就会慢慢地堆积在体内。

如何判断孩子是否有湿气呢？

如果发现孩子食欲差、精神差，大便不成形还易黏马桶，舌头胖大有齿痕，并且舌面湿湿的，白腻苔严重，这都在提示我们，孩子有湿气了。

❀ 孩子要祛湿，喝五指毛桃四神汤

帮孩子祛湿，我们可以用祛湿的食材——五指毛桃。

五指毛桃，别名五爪龙、土黄芪、五指牛奶等，因其叶片形似五指，果实圆圆的，长满绒毛，像极了桃子，故名五指毛桃。

在中医看来，五指毛桃味甘，性微温，能健脾化湿、行气化痰、舒筋活络，常用于调理脾虚水肿、食少无力等症。

五指毛桃除了药用外，还可以用在男女老少、四季皆宜的食疗药膳里，和猪肉或鸡肉等肉类一起炖汤，汤汁会有一股椰奶的芳香，喝起来非常美味。

五指毛桃虽好，但仅凭它的一己之力来祛湿难免势单力薄，我们还得找些搭档来配合它。

既然脾胃是负责运化水湿的，那我们就找点健脾的帮手。

莲子乃脾之果，莲子肉最善补脾；茯苓淡渗利水，健脾和胃，宁心安神；怀山药益肾气，健脾胃，止泻痢，化痰涎，润皮毛；芡实固肾，补脾止泄，除湿。

五指毛桃跟四神汤联手，再加上陈皮的理气健脾、燥湿化痰之力，这道健脾和胃以祛湿的食疗汤就诞生了。

在炖汤的时候，满屋都是椰子的清香，盛上一碗，细细品尝，汤水甘淡而柔润，脊骨软烂，增添营养。在气候日渐潮湿的时候，餐桌上可以常备这款汤。

五指毛桃四神汤

原料：五指毛桃 10 克，莲子 10 克，茯苓 10 克，怀山药片 10 克，芡实 10 克，陈皮 3 克，猪脊骨 250 克，盐适量。

做法：将莲子、芡实、茯苓提前浸泡 2 小时，猪脊骨焯水后撇去浮沫，捞出备用。把所有食材倒入锅中，大火烧开，转小火炖 1.5 小时，出锅前加点食盐调味即可。

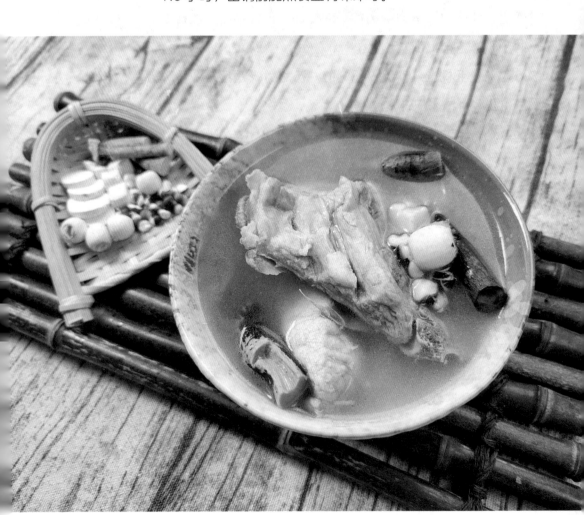

12 谷雨节气，给孩子做健脾汤

❀ 要让孩子长得好，养好脾胃很重要

我们总说天人合一，孩子在春季迅速生长不就和土地里的种子一样吗？如果我们找到助力孩子成长的"土"，把这块"土"照顾好、维护好，不就为孩子的健康做好保障了吗？

孩子成长的"土"在哪呢？

在五行中，脾属土，位于中焦，主要负责接收食物、运化水谷精微、升清降浊，所以脾土就是孩子赖以生长的土壤。谷雨时节非常适合给孩子健运脾胃。

❀ 谷雨节气给孩子做健脾汤，健脾祛湿

谷雨健脾还有一层含义，就是辅助祛湿。因为谷雨是春季的最后一个节气，也是春夏过渡的开始，雨水变多，气候变得湿润，湿气就会渗透进我们的身体里捣乱，此时增强脾胃之气，也是增强脾胃运化水湿的能力。

那么，在饮食方面，我们要如何强健脾胃，同时结合气候特点搭配食物呢？这道应季的健脾汤准备上桌啦！

健脾汤

原料： 五指毛桃 10 克，怀山药片 10 克，芡实 10 克，桂圆肉 10 克，薏米 10 克，猪脊骨 250 克，无花果 5 颗，盐适量。

做法： 将芡实、薏米提前浸泡 3 小时。猪脊骨焯水，撇浮沫，备用。把所有食材倒入锅中，大火烧开，转小火炖 1.5 小时，出锅前加点盐调味即可。

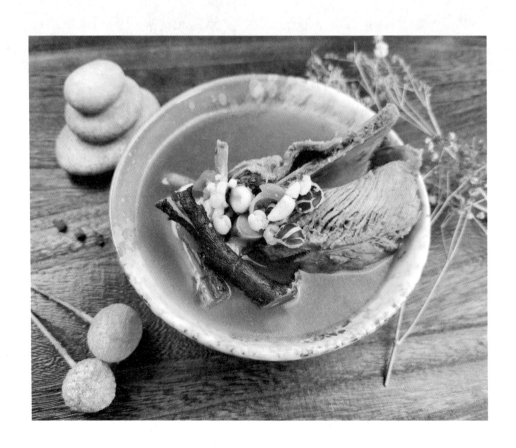

五指毛桃味甘，性微温，能健脾化湿、行气化痰、舒筋活络，常用于调理脾虚水肿、食少无力等症。

山药味甘，性平，能健脾、补肺、固肾、益精。《本草纲目》中概括了山药的五大功用：益肾气、健脾胃、止泻痢、化痰涎、润皮毛。

芡实味甘、涩，性平，能固肾涩精、补脾止泄、除湿止带。《本草求真》中记载"芡实如何补脾，以其味甘之故；芡实如何固肾，以其味涩之故"。

薏米就是薏苡仁，味甘、淡，性凉，能健脾补肺、清热利湿、除痹排脓。

无花果味甘，性凉，能清热生津、健脾开胃、解毒消肿。

猪脊骨能补脾气、润肠胃、生津液、养血健骨，而且猪肉性凉，不会让人上火，脾阴虚的孩子更适合吃些猪肉来滋补身体。

这里加上滋阴生津的食材，是因为天气逐渐炎热，人体耗伤津液的机会增多，为防止津液不足出现上火、发热等症状，建议日常就搭配一些这样的食材。

桂圆肉味甘，性温，能益心脾、补气血、安神，它也是中医里大名鼎鼎的玉灵膏的主要原料。

为什么要加桂圆呢？这要从春困说起。因为春季天气变暖，周身经络通畅，络脉开张，此时需要更多血液灌注全身，所以人会比平时困倦，而桂圆就是用来补充血液的缺失的，也是间接帮助缓解困意。

这一碗汤水，顺应节气，滋养身体，这就是食疗的意义。

13 开胃健脾还不长胖，喝儿童版苏伯汤

❀ 健康饮食，控制孩子的体重

谷雨过后，春季慢慢向夏季过渡，这是难得的好时光，大家可以走出家门，感受春日之美。家长们可能发现，孩子玩得满头大汗、筋疲力尽地回家后，饭量大增，那么怎样吃才能帮孩子只长身体而不长胖呢？

调整饮食结构

现在孩子的饮食结构一般是肉食偏多，蔬菜偏少；米面偏多，粗粮偏少。这样的饮食结构不够科学，营养也不全面。我们应该让孩子吃些五谷杂粮，多吃蔬菜，这样不仅丰富了饮食结构，也能让孩子摄入的养分更充足。

品尝食物本来的味道

中医有个理论叫作"五味入五脏"，五味指的是食物里自然的味道，比如番茄的酸，南瓜的甜，苦瓜的苦等，所以我们没必要加那么多调料去改变食物的味道，反而要让孩子学会品尝食物本来的味道。

肥胖的孩子要化"痰湿"

已经肥胖的孩子体内多少都会有点"痰湿"，这是因为他们平时吃了太多高营养的东西，其中很多是身体不需要的，这就导致了脾胃失调。脾堵住了，该排出体外的东西排不出，该代谢的东西又代谢不掉，而胃里的东西又不断增加，最后营养都堆积在脾胃，这就是痰湿过剩。

此时，家长可以给孩子做点荷叶粥吃，荷叶有生津降浊、祛除痰湿的作用。经常喝荷叶粥，可以解油腻，同时少吃点肉，就能把痰湿化掉。

❀ 怕孩子长胖，喝解腻健脾的苏伯汤

苏伯汤，颜色鲜红，汤体稍显黏稠，牛肉和番茄的香气浓郁，口味酸甜，带有明显的异域风味。实际上，它是欧美地区的一道家常菜，可作为开胃汤，也可以作为主菜，二十世纪初从俄国传入我国，因为不适合大部分国人的口味，所以后来只有哈尔滨、北京和上海的俄餐馆才有，而现在，由于各式西餐厅逐渐普及，全国各地都能尝到这道汤。

儿童版苏伯汤

原料：牛腩肉 200 克，番茄 1 个，土豆半个，山药 1 段，圆白菜半颗，生抽、番茄酱、葱、姜、盐适量。

做法：牛腩肉切块，焯水后撇浮沫，然后下入适量葱、姜，中火煮半小时。番茄、土豆、圆白菜、山药都切成块备用。在锅中倒油，放适量葱、姜，炒出香味，再倒入切好的番茄、土豆、山药和圆白菜，翻炒一下，接着加入生抽和番茄酱，炒至黏稠。最后把煮制好的牛腩肉和原汤倒入锅中，再加点盐，开锅后大火炖 10 分钟即可。

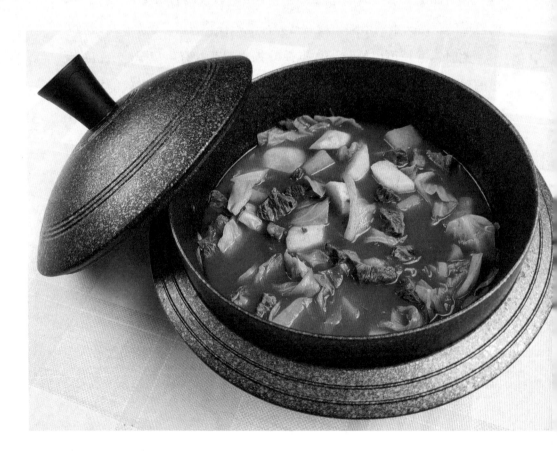

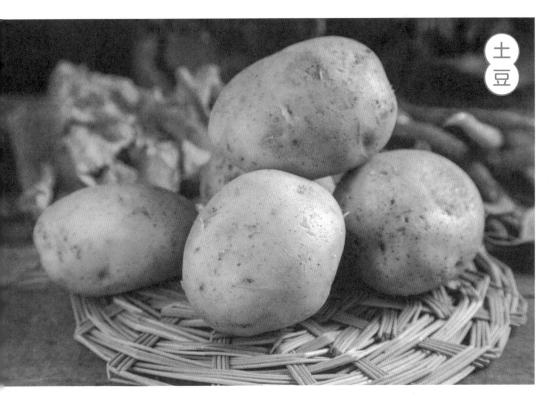

正宗的苏伯汤是用新鲜的卷心菜、土豆、番茄、香苏叶，配牛肉或牛骨煮制而成，味道鲜美，营养丰富。这些食材大部分也很适合孩子食用，所以我们就在原配方的基础上稍作修改，制作出一道儿童版苏伯汤。

牛肉补脾胃、益气血、强筋骨、消水肿；番茄生津止渴，健胃消食；土豆益气健脾，调中和胃；山药健脾、补肺、固肾、益精。

这碗苏伯汤，红白相间，非常靓眼，吃起来清爽酸甜，开胃又解腻，如此饱腹、健脾的汤真的值得一试。

春季孩子上火有内热，喝点滋阴清热的银耳露

❀ 春季要注意孩子是不是阴虚有热

春季明媚的阳光，嫩绿的草木，枝头唱歌的小鸟，路边绽放的野花，无不吸引着我们走出家门，投入自然的怀抱，孩子们更是在春日里撒欢，尽情释放着天性，与万物同频生长。

孩子好动，一动就爱出汗，玩得开心了，常常是满头大汗，甚至汗流浃背的状态。出门在外，家长为了及时给孩子补充体力和水分也会常备一些饮料，或者面包、饼干、糖果等小零食，原以为万无一失，但奇怪的是一回到家，孩子就蔫了，有的说嗓子疼、口渴，有的猝不及防就发热了，这到底是哪里出了问题呢？

这时，家长不妨观察一下：

孩子是不是嘴唇发红，舌头也发红呢？

如果孩子本来排便顺畅，现在有没有大便发干的情况呢？

孩子的小便频率是不是减少了？尿液的颜色发黄吗？

如果孩子的确有这些变化，说明孩子体内的津液不足了。如果孩子本来就有这些症状，说明孩子可能是阴虚体质，本来就有虚火，而天气热起来后，阴虚的表现就会加重，所以孩子在春季会越发躁动。

天气越来越热，津液流失的机会也在增多，所以从现在开始，大家就要准备一些滋阴生津的方法，及时给孩子补足津液，让经络流通顺畅，气血运行正常，体内阴阳平衡。这样孩子就不会因为上火而难受，也不会因身体失衡而发热患病了。

❀ 滋阴生津，让孩子喝银耳露

这一款清甜莹润的银耳露食疗方，试过的朋友都赞不绝口。

银耳滋润而不腻滞，润肺生津、滋阴清热；雪梨清脆多汁，能够生津、润燥、清热、化痰；百合味甘，养阴清肺、清心安神。

银耳、雪梨、百合，这是经典的滋阴润肺的组合，觉得干燥的时候可以煮一些喝，能很好地缓解燥热的感觉。

山药平补脾肺肾、补中益气、温养肌肉；花生仁健脾养胃、润肺化痰，花生红衣健脾和胃、养血止血；红枣甘温，补中益气、养血安神。这三样食材放在一起，又是一个健脾养胃、滋养气血的组合。

这碗银耳露，浓稠柔润，入口清甜，喝一碗下去，干燥的感觉缓解了，胃也舒服了，饱腹感很强，所有食材的精华都浓缩于滴滴清露中。

清明过后，天气会日益炎热起来，也会经历几次骤然升温，衣物的增减难免赶不上气候的变化。如果遇到大量出汗，口鼻发干，大量喝水也没有改善的情况，别忘了给身体补充津液。

银耳露

🥣 **原料：** 雪梨半个，银耳 1 小朵，百合 10 克，山药 150 克，红皮花生 20 克，红枣 3 枚，冰糖适量。

🍲 **做法：** 将百合、红皮花生提前浸泡 3 小时；银耳提前泡发，撕成小朵；红枣去核，剪碎；梨不去皮，切小块；山药去皮，切小段。将所有食材倒入破壁机，加入 800 毫升水及适量冰糖，选豆浆模式制作。

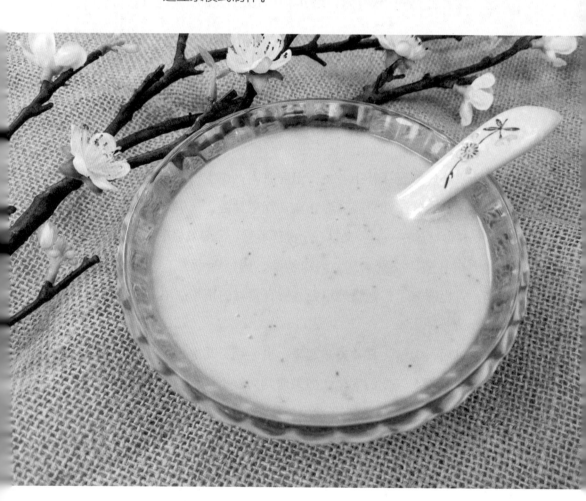

 健脾、祛湿又暖胃，
一碗红豆沙就行

　　医圣张仲景在他的名著《金匮要略》中提出"四季脾旺不受邪"，也就是说一年四季，脾胃都能保持旺盛的状态，人就不容易受到病邪的侵袭。对于正在生长发育的孩子来说，保持脾胃的健康更为重要。因为脾胃是后天之本、气血生化之源，脾胃好，才能更好地吸收食物中的营养，让孩子气血充盈，身体强健。

　　因为孩子的脏腑娇嫩，尚未发育完全，所以脾胃也很容易受伤。比如，吃多了，积食了，脾胃会受伤；吃了过多的生冷食物，脾胃受寒了，会受伤；还有湿气重，也会伤到脾胃。

　　当脾胃状态正常的时候，身体里的水湿能及时被运化掉，这样当然不会出现湿气重的问题。如果脾胃虚弱了，身体运化水湿的能力不足，水湿就会堆积，脾胃会陷入被湿气包围的困局，这就是所谓的"湿气困脾"。因此，想要化除湿气，健脾也不能少。

　　虽然孩子也会受到湿气的影响，但一般情况不会那么复杂，饮食着重帮孩子补脾胃，再加点祛湿的食材，日常多带孩子晒太阳，多运动出汗，湿气自然就排掉了。健脾祛湿的食疗方也可以是甜品，比如这道陈皮、莲子和红豆沙的碰撞、融合！

陈皮莲子红豆沙

原料：红豆 200 克，莲子 50 克，陈皮 1 瓣，冰糖适量。

做法：把红豆和莲子提前浸泡一晚，陈皮提前浸泡半小时。将红豆先放到锅中，大火烧开，转小火煮半小时，然后取一半的红豆和汤水，放入破壁机打成红豆沙。在锅内倒入陈皮、莲子和打好的红豆沙，继续炖煮半小时。出锅前加点冰糖调味即可。

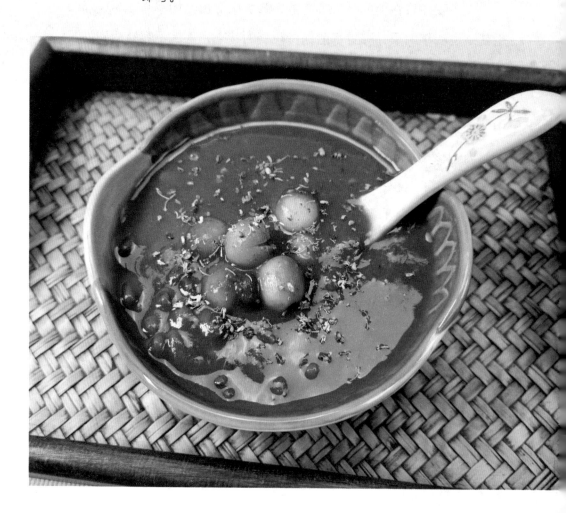

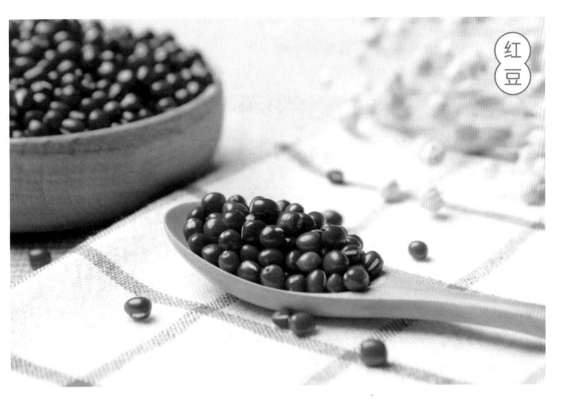

红豆

炖好的红豆沙很浓稠，浅尝一口，清甜的滋味和陈皮的香味交织，绵绵的豆沙跟软烂的莲子纠缠。虽然只是一道简单的甜品，却让人回味无穷，陶醉其中。

再仔细分析一下食材，这个搭配简约而不简单。莲子补脾，陈皮理气健脾、燥湿化痰，而红豆能理气活血、清热解毒，搭配上莲子、陈皮这对健脾祛湿的组合刚刚好。

16 春季该给孩子吃点有益身体的果蔬

❀ 春季多吃甘味食物补脾

可能有一部分人会有一个问题："为什么我们总是给孩子推荐果蔬，而不推荐肉类呢？"其实，人们经常食用的是猪肉，不论我推荐排骨还是后丘，又或是五花肉，都是猪肉，只要保证孩子肉类蛋白质摄取足够，不需要吃太多肉类。

给孩子吃好吃的东西自然是为了满足口腹之欲，但除此之外，是不是也要考虑怎么才能吃得健康呢？

《黄帝内经》中提到，"春夏养阳，秋冬养阴"，孙思邈在《千金方》中指出春季饮食应"省酸增甘，以养脾气"，就是说春季应少吃酸味，多吃甘淡性温微辛的食物。因为酸味入肝，具有收敛之性，不利于阳气的升发和肝气的疏泄；甘味的食物可补益脾气，避免肝旺克脾。

还要注意，如果孩子的湿气重，有舌苔厚腻、便溏等症状，就要少吃或者不吃果蔬。果蔬大多会生湿，多吃可能会加重孩子的脾胃负担，体内水液过多运化不了，营养也吸收不了，就得不偿失了。

❀ 春季多给孩子吃哪些果蔬？

　　首先，我推荐的水果是草莓。草莓被誉为"春季第一果"，含有丰富的维生素（特别是维生素 C）、胡萝卜素、果胶、纤维素、矿物质和花青素等，还含有类黄酮和酚酸类等生物活性物质，这些营养物质对孩子的发育很有益。中医认为，草莓具有润肺生津、健脾和胃、补血益气、凉血解毒的作用，是滋补老人、孩子和体虚者的佳品。

　　除此之外，草莓是一种很好的开胃水果，如果孩子积食腹胀、不思饮食，可以适当吃一点。草莓含有果胶和纤维素，可以促进孩子的胃肠蠕动，改善便秘。

　　其次，家长们可以试试金橘。其味辛甘，性温，能理气、解郁、化痰、醒酒。《中国药用植物图鉴》中说："金橘治胸脘痞闷作痛，心

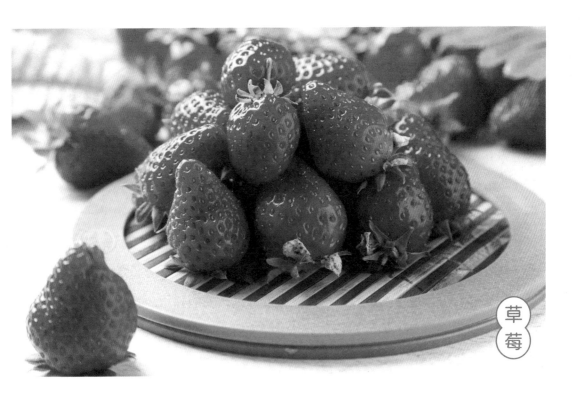

草莓

悸亢进、食欲不佳、百日咳。"它的气味辛香，辛则走散入肺，黄、甘则补益入脾，所以金橘归肝、脾、肺经，具有健脾开胃消食、疏肝理气解郁、温中化痰止咳的功效。另外，金橘酸甜的味道还有助于开胃，再加上它辛香的气味能醒脾，脾、胃同时被调动起来，也会起到增进食欲的作用。

最后，我还推荐樱桃和梨。春季吃樱桃能益脾养胃，滋养肝肾，涩精、止泻。樱桃含有胡萝卜素、维生素C、铁、钙、磷等多种对人体有益的成分。但要注意，不要一次吃太多樱桃，否则孩子会上火。梨的果肉中含有多种营养元素，其中包括苹果酸、柠檬酸、果糖、维生素以及钙、磷、铁等元素。中医认为，梨可以润肺生津、滋养肠胃，适量吃梨不仅能帮孩子补充身体的水分，避免身体干燥，还能预防便秘。

❀ 春季也要给孩子养肝

春季除了要顾护脾胃，还要注意孩子的肝，我们不能厚此薄彼。因为春季阳气升发，为四时之首。《素问》中说："正月二月，天气始方，地气始发，人气在肝"，在草木升发的春季，肝气最旺盛，是养肝护肝的绝佳时机。

我比较推荐的蔬菜是韭菜，它含有挥发油、蛋白质、脂肪、纤维素和多种维生素等营养成分。春季给孩子吃韭菜，辛温助阳、疏调肝气、增进食欲、促进阳气升发。早春的气候较为寒湿，脾胃虚寒的孩子容易胃口不好，吃点韭菜不仅能疏发肝气，还能开胃。虽然韭菜对身体有很多好处，但是也不能吃太多。如果孩子有发热、大便臭秽、过敏、热咳等热性病症，则不适合吃韭菜。

除了韭菜，麦芽也是很好的选择。麦芽性平、味甘，归脾、胃、肝经，行气作用较强，能疏肝理气，健脾开胃。它可以释放孩子脾胃的压力，帮助郁结的肝气得到疏通，特别是对春季肝气郁结，脾气较大、食欲不好的孩子有很好的作用。而且麦芽性味和缓，不会导致孩子肝气升发太过，味道也不错，大多数孩子都能接受。

有的人会问是用生麦芽、炒麦芽，还是焦麦芽呢？其实，给孩子疏肝理气，直接用生麦芽就行，用麦芽煮粥是不错的选择，比较方便。

孩子具有"肝常有余"的特点，所以春季就特别容易肝火旺，对于体虚的孩子而言，清肝火又不敢太猛，此时吃点枸杞叶是不错的选择。它不仅可以清肝火、明目养阴，也能收虚火。对于经常熬夜、用眼过度的大人而言，春季吃点枸杞叶，可以祛熬夜带来的虚火，也可以补阴精滋养眼睛。不过，北方可能买不到枸杞叶，可以用茼蒿、绿豆芽、黄豆芽、春笋、豌豆苗、蒜苗、芹菜、生菜等代替。

芹菜可以清热除烦，又能平肝气、清胃火，被称为疏通肠道的搬运工。现在孩子吃的食物都以精加工为主，里面的膳食纤维特别少，对于爱吃肉的孩子来说，吃点芹菜，还可以帮助保持排便通畅。

17 "春食甘，脾平安"，甘淡的饮食最养脾气

❀ 春季多吃甘味养脾胃

药王孙思邈在其所著的《备急千金要方》中写道："春七十二日，省酸增甘，以养脾气。"

春季肝气偏于亢盛，肝气升发太过，就会克制脾气，影响脾胃的消化吸收之功，这在中医里叫作"肝木横逆克脾土"。

酸味入肝，能助肝之功，所以春季要少吃酸味食物；甘味入脾，脾气旺盛可以克制肝气，所以春季要多吃甘味食物，既养脾又柔肝，这就是春食甘的道理。

❀ 小米山药红枣卷，养脾又美味

中医里所谓的"甘"，不是人工添加的甜味，而是食物自带的甘甜，比如咀嚼米饭时感觉出来的甜味，南瓜、红薯的甜，这才是脾胃喜欢的味道。

小米山药红枣卷

原料：小米 50 克，铁棍山药 200 克，八珍粉 20 克，面粉 250 克，酵母 3 克，红枣碎、白糖适量。

做法：将小米提前浸泡 2 小时，然后与铁棍山药一同上锅蒸 25 分钟。蒸好的铁棍山药加点白糖，压成泥，备用。在面粉中加入八珍粉、白糖、酵母与适量清水，搅拌一下，继续加入蒸熟的小米揉成均匀光滑的面团。面团饧发至 2 倍大时，按揉排气，然后擀平。抹上山药泥，再铺上红枣碎，卷起来。把面剂切成等量大小的馒头卷，水开后上锅蒸 15 分钟即可。

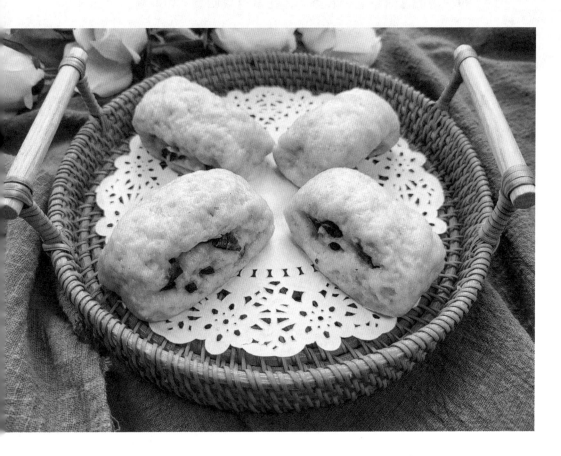

在给孩子做饭时，不必加太多的调味料，食物本来平淡冲和的味道、甘淡的味道才是孩子长身体所需要的。

小米山药红枣卷正是甘淡养脾的食物。

小米甘咸，能和中健脾，除热，益肾气，补虚损，利尿消肿；山药甘平，能益肾气，健脾胃，止泻痢，化痰涎，润皮毛；红枣甘温，能补中益气，养血安神；面粉，也就是小麦粉，也是补脾的。

这些食材都是自带甘味的，哪怕不加糖，仔细品味也能感受到香甜，所以用它们和面做馒头卷，就把养脾之力层层叠加了。

"春食甘，脾平安"，五谷杂粮中自有甘醇，孩子的脾胃也该去接纳干净平淡的滋味，这个春季，让味蕾返璞归真，给脾胃一个休养生息的机会吧！

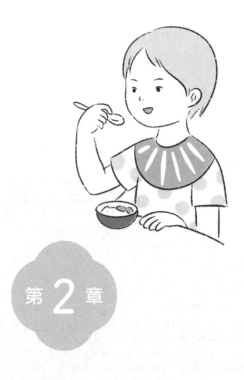

第 **2** 章

夏季如何养好
孩子的脾胃？

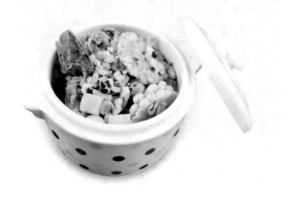

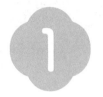 # 立夏吃得好，
孩子长高又长壮

❀ 夏是长的季节，把握当下，让孩子的身体茁壮成长

《历书》中说："斗指东南，维为立夏，万物至此皆长大，故名立夏也。"立夏作为一个季节的开始，人们自古就十分注重。历史记载，周朝时，每到立夏那天，天子要带领大臣们到南郊举行迎接夏季的礼仪。

立夏后，日照增强，气温上升，雷雨增多，预示着动植物都会进入疯长期。人们常说春是生的季节，夏就是长的季节，人体更是如此。

立夏这段时间，我们要把握当下，让孩子的身体茁壮成长。

常有家长问我："夏季究竟应该养心安神，还是应该健脾祛湿呢？"

想要说清楚这个问题，就要先弄懂"四季轮转，五脏运行，六气变化"之间的对应关系。我们以春季为例，春与"肝脏"相应，在气为"风"，春阳始生，易向上向外发散，所以春季要疏肝养阳、防风、健脾，饮食上也要省酸增甘以养脾气。

而四季轮转之中的"夏季"跟中医里的"夏"是有所不同的。四季中的"夏季"，又分为"夏"和"长夏"，长夏即季夏。战国阴阳学家邹衍在五行学说的基础上把四时改为五时，并把五时的中间之时称为季夏，来跟五行相应。而后就逐渐演化出张景岳所说的"春应肝而养生，夏应心而养长，长夏应脾而变化，秋应肺而养收，冬应肾而养藏"的节气养生心得。

因为入夏之后，湿气未盛，而气温升高了，就容易引起心火亢，出现心烦气躁、心神不安的情况，会消耗心阳。同时天热汗多，汗为"心之液"，过多出汗也会加重心阴的损耗，所以入夏之时宜养心。

长夏（季夏）的时段在夏至之后，立秋之前，包括小暑和大暑两个节气，这时候雨水很多，湿气更盛，也就是我们常说的"湿热交蒸的桑拿天"，此时需要把身体调养的重点转移到祛湿解暑、健脾养胃上，也就是《黄帝内经》所说的"脾主长夏"之意。

夏季伊始，食养的重点就要放在养心、养长上。

❀ 夏季降火，保持情绪稳定

夏与心气相通，心为火脏，能烛照万物，心居上焦，为"阳中之阳"，心阳在夏季更为旺盛，所以平时情绪稳定的人，进入夏季之后容易发脾气。为了缓解这种烦躁不安的状态，可以在餐桌上加点"苦"，尤其是容易出现舌尖溃疡、眼眵增多、痤疮反复、小便色黄有异味、大便秘结情况的人。这时就可以选择一些甘凉清心之品来降火气，比如，日常的绿豆、冬瓜、苦瓜、西瓜、芦根；药食同源的莲子心、荷叶茶、连翘心、连心麦冬；中成药中的黄连上清丸、防风通圣丸等。

❋ 容易上火的孩子夏季要养心，
可以吃些苦味和甘味的东西

　　容易上火的孩子夏季需要吃些"苦"，才能寒热平调；还有一类孩子不需要吃苦，反而应该多吃些酸。《黄帝内经》中说："心苦缓，急食酸以收之。"如果说"苦"味的药物、食物是能清心降火的，那么"酸"味的食物，就是补气养心的。

　　夏季气温高，孩子又天生好动，本就气虚不固的孩子在夏季高温的叠加下，很容易出现过汗伤气、伤阴的问题。津液是气运行的载体之一，汗液大量流失，会导致气随汗脱，阳气损耗；汗是心之液，心为一身血脉之主，汗液的丢失，也会让全身血脉运行迟缓，心气散逸，也就是全元起所说的"心苦缓，是心气虚"。

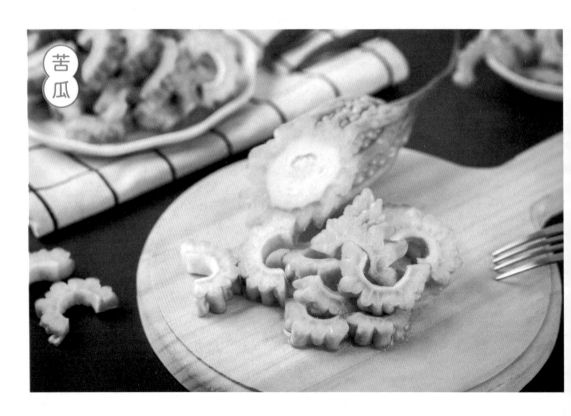

苦瓜

心主神明，在志为喜，心神宜收敛而不宜涣散，宜宁静而不宜狂越。缓者，神志涣散不收，表现在成人身上就是多疑多虑、多梦失眠、焦虑不安，表现在儿童身上就是注意力难以集中、亢奋、多动等。

吴崑说："心以长养为令，志喜而缓，缓则心气散逸，自伤其神矣。宜急食酸以收之。"就是说平素心血不足，气虚不固的人，到了夏季就需要借助一些酸味之品，来收敛散逸的心气，这也是夏季可以喝一些酸梅汤、山楂饮等"酸甘"之品的原因。

❀ 夏季用清凉之物防疰夏

三伏天是一年之中非常令人难受的日子。一方面，超高的气温，酷热难耐；另一方面，梅雨季节雨水不断，湿热交蒸。暑湿又多困阻脾胃，人们就会出现食欲缺乏、四肢倦怠、口黏乏味等"疰夏"问题，而与其"临渴掘井"，等到出现问题时再筹谋如何调理，不如未病先防。

疰夏作为一种季节性病证，它的产生主要是因为天气暑热和体质虚弱。古人防范疰夏的方法就是从饮食做起，核心的方法就是两个字"清补"。立夏前后的这段时间先用清茶、青梅、青笋、青豆等清凉之品，除湿热之气；到夏至之后，再用豌豆粉、蔗霜等健脾祛湿之物做糕点。

一直以来，以食养生、以食防病都是我们文化的一部分，你可以说这些是民俗的传承，也可以说这些是中医理论的具体展现。不可否认的是，这些食养的理念一直都深埋在我们的心中，更希望这些种子也可以长在孩子们的心中。

改善大便不成形、流口水，让头发乌黑，吃莲子

❀ 莲子肉的作用

莲花高洁，莲藕益胃，莲心安神助眠，莲叶清暑益气。哪个跟孩子更相配？那当然是能够"补先天，养后天"的莲子肉了。

如果孩子的肚子经常咕噜噜地响，大便不成形；头发稀疏、黄软；走路晚，出牙慢；舌头红，脾气大；跑跳过激，容易吐，那么家长不妨学学带有"莲子肉"的食养方法吧。

我们平时吃的鲜莲子，里边的莲子心其实是没去掉的，它有什么作用呢？

夏季容易心烦，心火旺盛，这时候吃带莲子心的莲子就能泄心火、清心除烦，而莲子肉专门补脾胃。所以吃鲜的莲子能补脾胃，同时又能清心除烦、泄除心火。

药店单独卖一味药，叫莲子心，就是莲子干了以后里面的心。

药店将莲子肉分为两种，一种是红色的（赤莲），一种是白色的，两者有什么区别呢？

红莲就是把外边粉红色的皮留下了，也叫赤莲。皮有收涩止泻的作用，大家总说莲子能止泻，其实是带着外面的皮一起吃。

如果把皮去掉了，白色的莲子是补脾的，可以买来煲粥，比较清香。

莲子肉味甘能补、涩味能收，性平，常服无虞，归脾、肾、心经，具有益肾固精、补脾止泻、止带、养心安神之功。日常生活中，莲子肉如何帮助我们养出白嫩健康的孩子呢？

1. 令头发乌黑

植物的种子蕴藏能量，能孕育生机，以"子"入药时，多具有补益先天之功，比如"乌须补肾"的女贞子，"涩精止尿"的覆盆子，"益精安胎"的菟丝子等。莲子肉亦是以"种子"入药，同样具有"益肾固精、止遗、止带"之功，如名方金锁固精丸正是取了莲子肉固精止遗之效。

当然，对于妈妈们来说，造成孩子们先天不足的困扰更多的在于"头发稀疏、软黄，发量少，出牙慢，走路晚、慢、不稳，尿床"等问题，莲子肉具有补益先天之能，《本草拾遗》言莲子肉可以"令发黑，不老"。比如，产后妈妈大量脱发，孩子的发色软黄、头发稀疏等问题，就很适合用莲子肉来调养，正如《本草发明》所言："磨作饭，令肢体强健"。

2. 改善大便不成形、流口水

"泪、汗、涎、涕、唾"是五脏之液，分别与"肝、心、脾、肺、

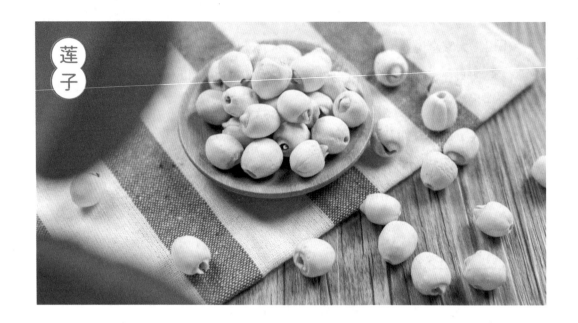

莲子

肾"相合。涎液（也就是我们常说的"口水"）外溢就像"拧不紧的容易滴水的龙头"，脾常不足是孩子的体质特点，外加喂养不当就容易出现"脾虚无力收涩涎液"的问题。

这时适当地摄入益气健脾，兼具收涩之性的食物，就可以很好地缓解"脾脏"的压力。《神农本草经》言莲子"主补中，养神，益气力"，莲子本就是益气健脾之品，带有"种皮"的莲子，涩味更优，不仅可以固精气、补虚损，更能厚肠胃、止脾泻，可以解决女性白带增多，孩子排便次数增多、排便不成形、流口水等问题。

因为莲子心与莲子肉的药性不同，所以药店中的干莲子都是去心的，如果大家想选用鲜莲子，最好也先去其心。

3. 令不呕

与成人相比，孩子跑跳之后更容易出现反胃、呕吐的问题，因为从生理结构上讲，孩子的胃容量小且处于水平位置，肌肉的约束能力很差，这样的胃部结构就像一个没有拧紧瓶盖且又被撞倒了的水瓶，晃着晃着水就出来了。

但不是所有孩子都会出现跑跳后呕吐的问题，原因就在于胃气降逆的能力。

王孟英在其书《王氏医案》中明言："莲子最补胃气而镇虚逆，若反胃由于胃虚而气冲不纳者，但日以干莲子细嚼而咽之，胜于他药多矣……惟鲜莲子煎之清香不浑，镇胃之功独胜。如无鲜莲则干莲亦可用。"

4. 补脾胃

古人对莲子的补脾之功是非常推崇的，《本草纲目》记载，"莲之味甘，气温而性涩，禀清芳之气，得稼穑之味，乃脾之果也。土为元气之母，母气既和，津液相成，神乃自生，久视耐老，以其权舆也。昔人治心肾不交，劳伤白浊，有清心莲子饮；补心肾，益精血，有瑞莲丸，皆得此理"。

《本草纲目》里说莲子"乃脾之果也。土为元气之母"，脾土生元气，脾土是元气之母，脾胃足了，元气才能足。你的脾土之气既然和了，人的视力就好，就能长寿。所以，如果能经常补脾，人的身体就会健康。

李时珍就特别推崇莲子的药用价值，他说莲子可以"交心肾，厚肠胃，固精气，强筋骨，补虚损，利耳目，除寒湿，止脾泄久痢，赤白浊，女人带下崩中诸血病"。

药店里还有一种莲子叫石莲子，是莲子自然风干后掉到泥里，变成黑色，坚硬如石头。这种是止泻的，也是专门治痢疾的，不常用，日常养生就用白莲子或者红莲子就行了。

吃莲子注意事项

大家买了莲子，吃之前一定要提前用水泡几个小时，等它变软了，再跟大米一起煲粥。泡软了以后，也可以拿来干嚼着吃。

夏季，在给孩子做饭的时候放点莲子，它可以升清气，降浊气，补脾胃，对孩子特别好。

还要注意的是，如果孩子大便干燥了，就不要吃太多莲子，尤其是不要吃红莲子，吃完了大便会变得更干燥。

❀ 反复高热，大汗，损耗津液的孩子可以用补脾阴方

如果为古代名医排一个"接地气排行榜"，那么王孟英一定名列前茅。他生于百姓之间，了解百姓之急，更懂得百姓之苦，知道名贵药材的好，也懂得药材的获取之难，所以在他的书中经常能看到许多民间食疗便方，如"甘蔗为天生复脉汤，梨汁为天生甘露饮"，常服莲子以振胃气，也正是此意。

补脾阴方（以 6 岁孩子为例）

原料： 怀山药 9 克，莲子肉 9 克，薏米 9 克，麦冬 6 克，沙参 6 克，生地 6 克，冰糖适量。

做法： 把药放入锅中，加入 4 杯水，大火开锅后，小火煎半个小时，剩下 2 杯左右的药汁，把药汁滤出，放入冰糖，温服即可。

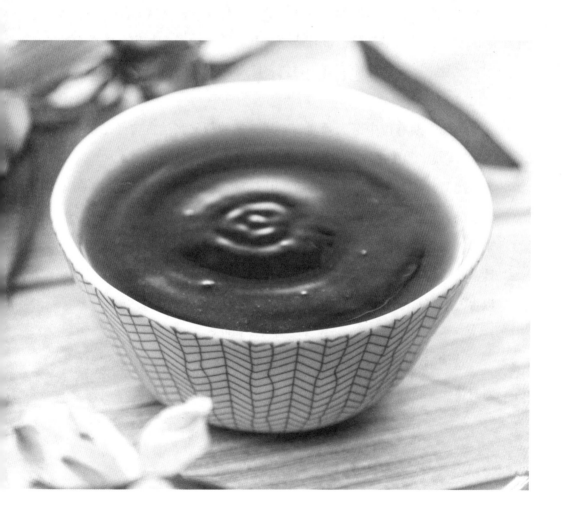

反复高热、大汗，损耗津液，或素有阴虚内热，孩子喜食肥甘厚腻之物，都容易出现胃中阴液不足的情况。口唇干燥，容易干呕，跑跳易吐，大便干结，舌红，这类孩子就是典型的"脾阴不足"，如果症状比较轻，可以用王孟英常食莲子的方法来调理；如果孩子经常感冒、高热、口唇泛红、排便增多，那么就可以直接用5～7天上面介绍的"补脾阴"的方子，以滋阴益气，补益脾胃。

"莲"就是莲花，它其实特别有趣，我们形容它是出淤泥而不染。虽然它长在水里，无论泥巴多么污浊，但莲花长出来却特别纯洁。中医认为，它在水里生长，带有清凉之气。莲花全身都是宝，中医会用到它全身，比如荷叶能清暑、益气、除湿降浊，同时还有散瘀止血的作用。

金元时期有位中医大师叫李东垣，他的师父张洁古曾经做了一个枳术散。怎么做的呢？

用荷叶蒸大米饭，蒸熟以后，用米饭作为赋形剂把药粉粘在一起，做成药丸。李东垣小时候看师父这么做，他不懂为什么要用荷叶。后来他才明白，他师父是要用荷叶的升发清扬之气的力量，让米饭带药性，然后将米饭和药末和在一起做药丸，就有升清降浊的作用了，所以古人用药非常巧妙。

夏季天气特别热的时候，可以做点荷叶粥。

这道粥熬出来特别清香，大家可以尝试一下。夏季喝这个粥祛暑，对身体保健特别有好处。

荷叶粥

原料：鲜荷叶，大米，西瓜翠衣。

做法：鲜荷叶洗净，剪成小片（做的时候用布把它包起来，不包也行），放到粥里煮，煮好后把荷叶捞出来就行。放荷叶的一角就足够了。也可以放点西瓜翠衣一起熬粥。

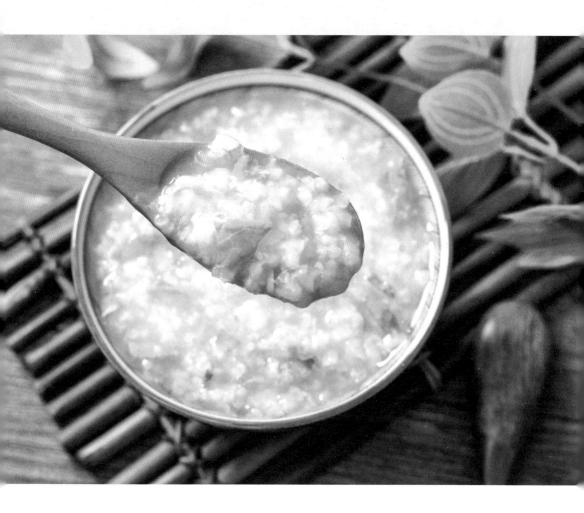

③ 夏季炎热，身体虚，饮食上要有清有补

❀ 身体虚弱，饮食要有清有补

俗话说："一夏无病三分虚"，很多人在入夏以后，因为炎热而吃不好、睡不好，白天精力不足，总是倦怠，吃不下东西，干什么都没力气，再加上外出一走动就浑身大汗，身体的水分和气血津液流失很多，每天这么消耗，身体当然会亏虚。

身体虚了，当然要进补，但是胃口还没恢复，脾胃还接受不了大鱼大肉，此时若强行摄入反倒会损伤脾胃，引发积食，这就得不偿失了。而且三伏天的潮湿闷热还未散去，还是很容易中暑的，所以清热解暑的工作还要继续。当下适合的养生方式就是有清有补，用清淡的饮食慢慢调理身体。

清——清热祛湿

三伏天里，天气不仅热，还很潮湿，我们经常形容这种天气

为"桑拿天"。无法改变大环境，那就只能调节自己的身体，把多余的热清掉，把积聚的湿气排一排，这样身体也会轻松一些。

绿豆甘凉，能清热解暑，消暑利水，《本草汇言》中说绿豆能"清暑热，静烦热，润燥热，解毒热"。李时珍也称绿豆为"真济世之良谷也"。夏季喝一碗绿豆汤，消暑又解渴。

薏米是泄水湿的，能把三焦的水湿泄掉，因为水性趋下，在人体中水湿容易往下走，所以薏米泄下焦的水湿作用更好。

补——健脾益气

夏季胃口不好，身形消瘦，是因为脾胃在此时比较弱，运化之力不足。想让食欲快点恢复，更好地为身体补充营养，就需要把脾胃调动起来，此时补脾胃才是进补的正道。

❀ 伏天清补粥滋补津液耗尽的身体

白扁豆能健脾化湿，和中消暑。炒白扁豆，就是把净白扁豆炒至微黄，它适合脾胃虚弱的人群服用，更擅长补脾。

莲子"乃脾之果也"，同时莲子还能清心安神，做饭的时候放点莲子，可以升清气，降浊气，补脾胃，对孩子特别好。

怀山药平补脾、肺、肾，《本草纲目》中概括了山药的五大功用"益肾气，健脾胃，止泻痢，化痰涎，润皮毛"。

大枣甘温，能补中益气，养血安神。其性质平和，能培补脾胃，也是调补脾胃的常用辅助药。

食材都已就位，用它们简单煮个粥就好。

伏天清补粥

🥣 原料：绿豆 30 克，炒白扁豆 15 克，莲子 30 克，薏米 30 克，怀山药 100 克，大枣 4 枚。

🍲 做法：绿豆、炒白扁豆、莲子、薏米，提前浸泡 3 小时。山药去皮，切成小段；大枣去核，剪碎。将所有食材倒入锅中，加适量水，大火烧开后转小火，煮 40 分钟即可。

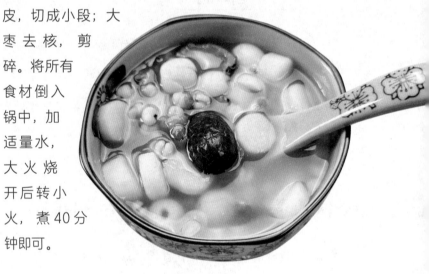

这个粥也可以加点冰糖，喝起来清甜，味道更佳，里面所有原料也都可以吃掉，饱腹感很强。没有胃口的时候，煮这么一碗粥喝，会觉得身心都得到了解救。

"夏季常吃姜，益寿保安康"，夏季吃姜防止感冒、增进食欲

❀ 夏季吃姜可以温中散寒、增进食欲、解毒杀菌

"冬吃萝卜夏吃姜，不用医生开药方""夏季常吃姜，益寿保安康""早吃三片姜，胜过人参汤"……这些话我们日常没少听，甚至一些孩子都能念上一句。姜的地位还真是非比寻常，不仅是做菜时常用的调味品，也是受风着凉时常用的驱寒药。

我们都知道生姜性温，味道辛辣，能解表散寒、温中止呕、化痰止咳。印象中，好像在秋冬更适合用姜，为什么在炎热的夏季也推崇用姜呢？不会上火吗？古人的智慧流传至今当然有其道理，我们先来分析下夏季吃姜的原因。

1. 温中散寒

首先，要清楚夏季的特点，就是阳气在外，浮越在体表，而体内的阳气虚少，所以内脏反而是冷的，这就是所谓的"阳气在表，胃中虚冷"。此时，需要用姜来帮忙暖暖胃。其次，夏季很难不贪凉，脾胃一受寒，就容易腹痛、腹泻，而在饮食中加些姜，可以疏风散寒，防止脾胃受寒和感冒。这么看来，夏季吃点姜还是很有必要的。

2. 增进食欲

由于夏季天气炎热，无论是大人还是孩子，胃口一般都不好，少食厌腻，而生姜中的姜辣素能刺激味觉神经，促进消化，这也是生姜的另外一种作用，开胃健脾、增进食欲。

3. 解毒杀菌

夏季，很多食品易受外界病菌污染，食入不当会引起恶心、呕吐、腹痛、腹泻等症状，而生姜所含的挥发油有杀菌解毒的作用。夏季做鱼、肉等更应放些生姜，既可调味，又可解毒。

❀ 姜枣椰汁西米露，适合孩子的养生甜品

夏吃姜的确对身体有益，日常吃姜，用它给食材去腥，煲汤时放两片，借一下生姜的温热之性就够用了。想要孩子接受姜的味道可能有点困难，那怎样才能缓和姜的冲味，同时保留姜的养生之用呢？不如把姜做成甜品，试试姜枣椰汁西米露。

大枣是甘温之品，能补中益气，养血安神。红糖甘温，能温暖脾胃中焦。生姜、大枣、红糖结合，温热之力会缓缓渗入身体，帮助驱寒暖胃，排出暑湿，保护身体的阳气。

姜枣椰汁西米露

原料：生姜 4 片，大枣 5 枚，西米 50 克，红糖适量，椰汁 1 瓶。

做法：生姜去皮，切成细丝；大枣去核，剪碎。把姜丝、大枣和适量红糖先放入锅中，加水烧开，然后加入西米，继续煮 20 分钟，边煮边搅拌，防止煳锅。煮至西米只剩一点白心，关火，焖 10 分钟，最后加入椰汁，搅拌均匀即可。

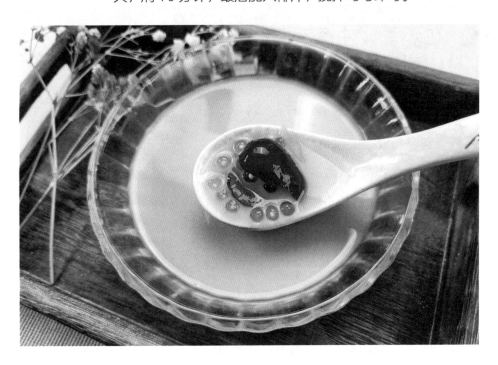

这里我又加了西米和椰汁，西米劲道，椰汁清甜，这样姜的辣味就冲淡了很多，喝起来更像奶茶，孩子也很容易接受。

最后，需要提醒大家，夏吃姜并不适合所有人，体内有热、阴虚火旺、肝火旺等人群就不建议食用。养生不能盲目，适合自己很重要！

 夏季给孩子吃冷饮了吗？
小心寒凉伤脾胃

❀ 在夏季，注意不要让寒凉
伤到孩子脾胃

大家会有疑问，夏季天气热，怎么会让寒凉伤到脾胃呢？其实，这是特别容易发生的事情。因为夏季天热，一般人都觉得需要凉的东西，所以就喜欢喝冷饮，孩子就喜欢吃冰激凌、喝冰镇的饮料等等。大家记住，这些东西就会伤到脾胃！

有人会说："不对啊，外国人喝冰的都没事。"

我觉得，你别跟外国人学。亚洲人和欧美人的饮食习惯都不一样，他们更多是吃肉食，我们更多是吃稻谷、植物和蔬菜。像欧美人，他们的舌头我是不会看的，因为他们的舌头都是鲜红的，而我们的舌头是淡红色的。我出国基本上就是在亚洲这一片，有很多次美国人请我去讲舌头，我说："对不起，我真不会看，你们的舌头我不懂。"因为人种不同，土地、日照等自然环境也不同，所以外国人的饮食习惯就是喜欢喝凉的。

根据我在新加坡的观察，我发现他们早晨起来也不是都喝冰饮料，他们也喝热咖啡、热茶。有一次，我看旁边的一个外国人喝了好几杯热茶，所以外国人也未必都像我们想象的那么能喝冰水，他们也会喝热的。

有人天天喝冰水，不要认为他的身体真的健康，这些人到最后都会变胖，这跟体内水湿痰积有关。吃饭的时候喝凉的东西，导致脾胃麻木，不知饥饱地使劲吃。看到这种很胖的人时，就应该知道，这样的人是不健康的。我们还是要按照老祖宗的方式来调养自己。

❀ 夏季不吃冰的道理

夏季为什么要喝点温热的，而不要喝凉的呢？中医认为，夏季阳气在外，体表会热，体内是阴的，喝凉水就伤到阳气，因为身体里边本来没有那么热。

那么，实际的道理是怎样的呢？冬季，因为外边寒冷，导致气血凝滞，我们的气血就要加速运行，这样才能正常通过。而夏季天气温暖，肌肉都松懈了，气血就容易通过，这时候稍微加点力量，气血就能通过，人体的机能不像春季要那么用劲。这时候机能充足，气血在相对低水平的状态下也足以顺畅运行身体，这种状态好像是体内阳气不足，实际是身体不需要那么多阳气来让身体运转，所以身体的阳气也是稍微比春季要松懈一点点。这就像搅拌碗里的油，把油烧热了，化了以后，再拿筷子轻轻一搅，就很容易转起来；如果油放在冰箱冷冻，要拼命地来回搅，才能搅拌开来，用的力气是不一样的。

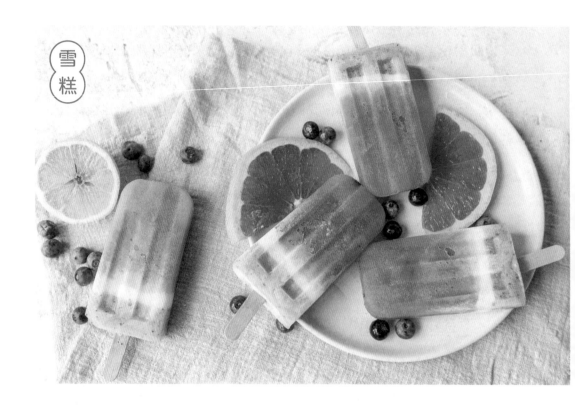

雪糕

　　在夏季的时候，我们身体的阳气稍微用点力气，气血就能运行了，它用的力气没有春季那么多，它运行的水平就会稍微放松一些，这时，你一下把冷饮浇下去，脾胃没有准备，阳气就会受伤，脾胃就特别容易受伤。我经常说脾胃是无知的，它没有感觉，你喝了冰水感觉很舒服，可是你要知道，盛夏，身体都感觉热的时候，把任何器官冰冻住，对身体肯定是不好的。我举个例子，外边天热，你满身大汗进屋了，两只手一下子放到带冰块的水盆里面，就只泡手，你会这么做吗？你不会，也没人这么做，你这么做十次，我敢保证你的手关节就会开始疼。让局部突然降温，身体其他地方却出汗，没人会这么折腾自己身体的。

但是对脾胃，我们就这么折腾。因为你看不到自己的脾胃，身体都在出汗，气血运行得很顺畅的时候，你喝一杯带冰块的饮料到胃里，就把胃给冰住了，跟泡手是一样的。长此以往，你的身体受不了。夏季喝冰镇饮料，会让脾胃突然无法适应外边的寒，它的状态就会低下，这时，外邪就容易入侵。很多孩子喝完冰镇饮料以后，要么胃疼、肚子疼，要么开始感染外邪，上吐下泻，就是因为身体的阳气受伤了。

❀ 要从小养成不吃冷饮的习惯

我给大家讲了天气热时喝冰镇饮料会对身体造成怎样的伤害，但是很多孩子的习惯已经改不了了，我敢预测他们的身体最后会因此受累，有一天会找中医来看病。

在孩子小的时候，家长一定要给他定下规矩，养成习惯，让他习惯喝常温或温热的饮料，别喝带冰块的东西。喝了以后，孩子会暂时觉得舒服，长此以往形成习惯，孩子的身体会受伤。偶尔给孩子喝1～2次，我觉得可以，但是你要是给孩子养成习惯，那是坚决不行的。

夏季祛暑湿，防中暑，喝冬瓜扁豆薏仁汤

要说夏季有什么气候特点，那一定是气候炎热，温度高，湿度大。因为暑是夏季的主气，所以盛夏时节，暑气熏蒸，很容易发生"伤暑""中暑"等暑热病。暑多挟湿，暑湿结合，对身体的伤害就会加倍，暑兼湿邪从皮毛进入身体，郁遏卫分肌表，会出现发热，伴有头痛、身重体倦、肢体酸痛、脘痞胸闷等症状；如果暑兼湿邪从口鼻进入身体，困扰胃肠的气机，就会出现高热、吐泻、口渴、心烦等症状。

为了应对夏季的暑湿，下面我给大家介绍几个家中可以常备的清暑利湿的食材，大家可以用这些食材煲一锅清热消暑的汤饮。

清热利湿，怎能少了冬瓜？冬瓜味甘、淡，性微寒，归肺、胃、膀胱经，能利水、消痰、清热、解毒。

冬瓜除了利水湿之外，还可以解鱼虾之毒，王孟英在《随息居饮食谱》里面还记载过，"若孕妇常食，泽胎化毒，令儿无病"。也就是说，如果孕妇能经常吃冬瓜，对孩子特别好，会泄去胎毒，让孩子身体健康。

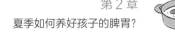

大家可能会有疑问，冬瓜不是寒性的吗？吃寒性的东西不伤身吗？其实，冬瓜没有那么寒，它就是有点凉而已，对于阳气特别不足的人，不要多吃；对于体内稍微有点热的人，则非常适合吃。

另外，我们在用冬瓜煲汤时，建议保留冬瓜皮和冬瓜子，冬瓜皮利水、消水肿，冬瓜子能清热化痰，它们都是好东西。

薏米，也叫薏苡仁，甘淡、微寒，它可以通三焦，把三焦的水湿泻掉，所以我们可以多用薏米祛水湿。

薏米该用生的还是炒的呢？

我一般建议用生薏米，如果怕薏米寒凉，炒一下后性质会平缓一些。

赤小豆有利水、清热的作用，夏季湿热重可以用它。我建议大家去药店买赤小豆，它的个头非常小，肉质很紧，菜市场也能买到，但是作用没有药店的好。购买时要注意，不要买成红小豆了。

白扁豆味甘，性微温，归脾、胃经，能健脾化湿、和中消暑。李时珍曾记载白扁豆"止泄泻，消暑，暖脾胃。"现今的《中华人民共和国药典》将白扁豆收录其中，说它具有健脾化湿、和中消暑的作用。

《本草纲目》里说莲子"乃脾之果也"，能补脾止泻、益肾涩精、养心安神。家长在给孩子煲粥时放点莲子，可以升清气，降浊气，补脾胃，对孩子特别好。只是要注意，如果孩子有大便干燥的情况，不建议吃太多莲子。

食材都介绍完了，那么我们就开始制作这道清热解暑、健脾祛湿的夏日汤饮。做法见下页。

这道汤清淡爽口，香气清新，喝起来的确有舒爽的感觉。简简单单的一道汤，就能守护你的夏日健康。

冬瓜扁豆薏仁汤

原料：冬瓜 500 克，炒白扁豆 10 克，薏米 10 克，赤小豆 10 克，莲子 20 克。

做法：将炒白扁豆、薏米、赤小豆、莲子提前浸泡 2 小时。把冬瓜连皮切成小块，然后将所有食材倒入锅中，大火烧开后转小火煲 1.5 小时即可。

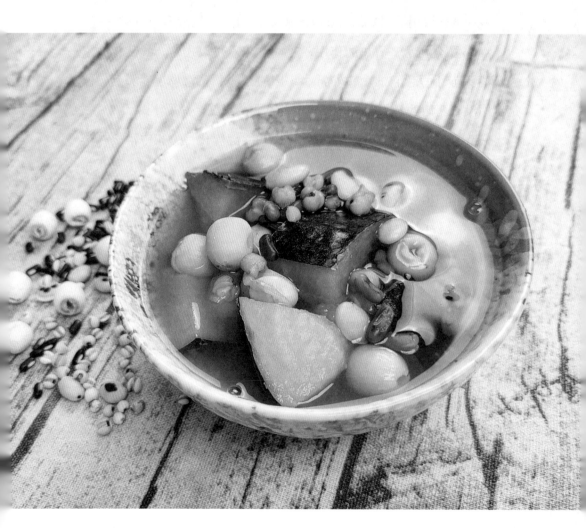

 **伏天炎热，伤津耗气，
喝清暑益气汤补充津液**

✿ 夏季要预防中暑

每到夏季，我们都会预防"中暑"，就连小暑、大暑节气也在突出这个"暑"。"暑"不仅代表炙热，它也是中医里的一种邪气，具有炎热、升散、兼湿的特性，称为暑邪。

暑为盛夏火热之气所化，其性升散，它上扰心神，侵犯头目，所以天气炎热时会觉得头晕目眩、心胸烦闷。而所谓的"散"，是指暑邪侵犯人体，会导致腠理开泄而多汗。出汗过多，不仅伤津，而且耗气，所以越是伏天炎热的时节，人体越容易气阴两伤，进而引发中暑。

成人气阴两伤可以服用生脉饮。中医里有个方子叫清暑益气汤，就是专治暑热耗气伤津的。

清暑益气汤原方

🥣 **组成：** 西洋参、石斛、麦冬、黄连、竹叶、荷梗、知母、甘草、粳米、西瓜翠衣。

——《温热经纬》

这个方子用的都是一些清暑益气、养阴生津之品，能使暑热得清，气津得复，诸症自除。至于具体用量，可以请附近的中医帮忙斟酌，我只是为大家提供思路。

❀ 清暑益气汤，专治暑热耗气伤津

在此基础上，我们把思路打开，调整一下方子与用量，就能研究出一款更适合孩子饮用的食疗版清暑益气汤。

儿童版清暑益气汤

🥣 **原料：** 太子参 6 克，麦冬 6 克，甘草 3 克，粳米 15 克，西瓜翠衣（西瓜皮）30 克，猪脊骨 250 克，盐适量。

🍲 **做法：** 西瓜翠衣洗净，去掉外皮，切成细条。将太子参、麦冬、甘草清洗备用，把粳米淘洗干净。脊骨焯水、撇浮沫，捞出备用。把所有食材放入锅中，加适量水，大火烧开转小火，煮1.5 小时，出锅前加点盐调味即可。

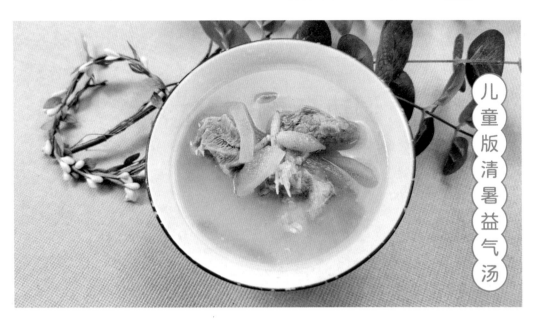

儿童版清暑益气汤

太子参甘苦，性微温，归脾、肺经，能益气健脾、生津润肺。《本草再新》中说太子参"治气虚肺燥，补脾土，消水肿，化痰止渴"。

太子参是一种体形较小的参，药性平和，补气之力比党参弱，生津之力比人参强，同时能健脾补虚，更适合体弱的孩子使用。

麦冬味甘、微苦，性微寒，归心、肺、胃经，能养阴润肺、清心除烦、益胃生津。

甘草补脾益气、清热解毒、调和诸药。

粳米补中益气、健脾和胃，壮气力、强肌肉。

西瓜翠衣就是西瓜皮（削去外果皮及残留的果肉）味甘性凉，善清暑热，能解烦渴，常用于缓解暑热烦渴、小便短赤、咽喉肿痛，或口舌生疮、水肿等。

清暑益气汤在原方的基础上调整后，更适合孩子，并且有清有补，既清热解暑，又益气养阴，没有丢掉原方的精髓。老祖宗的智慧无穷，至今仍值得我们反复研究，好好学习利用。

 湿热交蒸的暑伏天，
泄水湿身体轻松

❀ 冬瓜全身都是宝

我国的夏季，可能东北和西北地区很干爽，没那么热，有时候晚上会很凉。而大部分地区，尤其是南方，会很湿热。古代中医说湿和热结合在一起，叫"如油入面"，就是把油倒到面里，你能把它分开吗？怎么也分不开。这两者结合在一起，在身体上就会有各种捣乱的现象发生，比如，孩子的皮肤、脾胃容易出问题，等等。这些问题都是其他季节不大会出现的，这是湿热为患。

湿和热在一起，热就会增加，比如南方有些地方，温度不是特别高，32℃左右，北方也会有这个温度，在北方就觉得不算热，而在南方就觉得特别热，热到人都受不了。为什么呢？因为南方湿度大。

我曾经专门做过一个试验，待在一个湿气很大的房间里，就特别闷，难以忍受，会哗哗出汗。这时，我用了两台功率很大的空气除湿机，一天的时间就抽出了一桶水（应该有大可乐瓶 3 瓶以上）。我抽了一天以后，空气的湿度下降了很多，再进房间里，就不出汗了，觉得很凉爽。所以温度跟湿度有关。

当湿气去掉以后，你会觉得房间里凉爽一些了，未必需要开空调了。在南方有些湿气重的地方，我建议朋友们家里可以备一台除湿器。用上以后，就会觉得舒适很多，没有那种闷闷的、热的感觉了，对老人、孩子都好。

在日常生活中，大气中的湿气特别重，那么人体也会跟它呼应，脾胃就会被困住，身体的湿气就会增加，这又加重脾胃的困局。两者互为因果，这样就导致了湿气越来越重。

这时候怎么办呢？可以用食疗的方法，把湿气祛掉，这个热就容易散掉了，所以祛湿非常关键。

湿气怎么祛掉呢？可以向各地的老百姓学习，向古人学习。

冬瓜——祛湿、利水

你到海南，会发现大家经常煲冬瓜汤，甚至还有卖冬瓜饮料的。冬瓜海白汤就是用海白跟冬瓜煲的汤，冬瓜薏米汤就是薏米和冬瓜一起煲的汤，因为冬瓜有利水、祛湿气的作用。

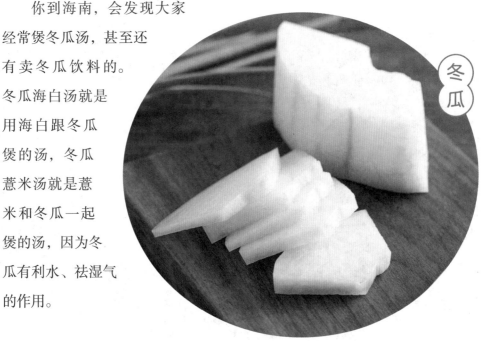

冬瓜

冬瓜皮——利水、消水肿

中医在治病的时候，如果碰到肾炎患者，水肿了，我们就会加一味药，叫冬瓜皮。就是把冬瓜的皮一层层削下来以后，晒干成一卷一卷的。冬瓜皮有利水、消水肿的作用。

大家记住，在做冬瓜汤的时候千万不要去掉冬瓜皮。很多人觉得冬瓜皮有点硬，所以做的时候用刀给削掉了，只留里面的肉。其实，冬瓜皮的作用比冬瓜肉还要大。我们可以把它切成一片一片的，然后和薏米一起煲汤。

薏米——泄水湿

薏米也叫薏苡仁，药店、菜市场里都有薏米卖。中医认为薏米可

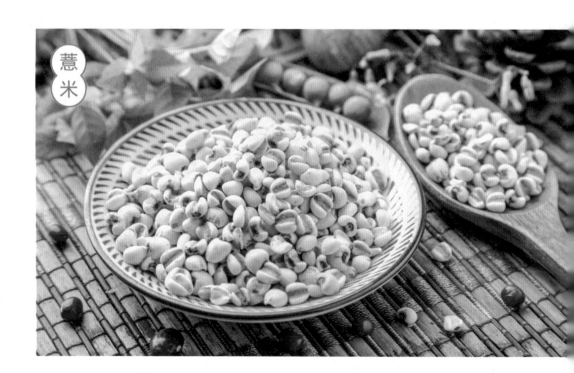

以泄水湿，所以夏季经常用。尤其是它可以通三焦，把三焦的水湿泄掉，对祛下焦的水湿作用更好。因为水性趋下，在人体里面，水湿容易往下走，所以薏米祛水湿效果非常好。

孩子的胃口如果不好，我们就可以用炒薏米。药店里的薏米有两种，生薏米和炒薏米，一般用生的会好一点。如果孩子不接受这个味道，觉得难喝的话，就用炒薏米，它的味道会平缓一些。

冬瓜切片后和薏米放在一起，还可以放点贝类借一下味，汤煲出来就特别爽口，喝起来非常舒服，还有祛水湿的作用。

这里尤其需要提一下，大家在熬汤时最好不要去掉冬瓜子，它有清热化痰的作用。如果孩子在感冒后咳嗽痰多，可以多用点冬瓜子熬汤喝，对孩子的身体恢复非常有好处。

可能大家以前没有重视冬瓜，现在要记住，它是夏季湿气重的时候适合吃的蔬菜。一定要了解用法，这样才能有的放矢。在天气湿热的时候，就知道该选什么蔬菜了。

❀ 鲤鱼赤小豆汤也能祛湿热

祛湿热，除了用冬瓜，还有一种选择，就是煲鲤鱼赤小豆汤。

其实在中医里边，这道汤出现得特别早，《外台秘要》和孙思邈的《千金方》里都有记载。这样的方子有什么奥秘呢？

鲤鱼——补脾、利水

中医认为，鲤鱼可以补脾，同时利水，也就是祛湿气。在古代治病的时候，碰到患者水肿了，水湿祛不掉了，就会用鲤鱼。

清代吴鞠通治水肿的时候，就曾经用过这个汤，非常好用，据说当身体的水湿一点点往下泄，最后泄干净的时候，水肿患者的皮肤就像一个皮囊一样罩在身体表面。我们会用这道汤治肾炎、水肿等。

除了鲤鱼，现在有的医生也用鲫鱼。如果孩子不喜欢吃鲤鱼（因为鲤鱼有土腥味），用鲫鱼也行，但是要注意鲫鱼的刺很多，别给孩子吃肉，喝点汤就行了。

赤小豆——利水、清热

鲫鱼、鲤鱼为什么都要配赤小豆呢？因为赤小豆有利水、清热的作用，夏季湿热天可以用。南方湿热、水汽特别重，用赤小豆往外利水是有好处的。

我建议大家到药店去买，这种药用赤小豆非常小，肉质很紧，它和菜市场卖的饭豆、红豆、红小豆有点区别。如果药店没有，去菜市场买也行。

只喝汤就可以，调料如果放得少点，其实更好。不用天天给孩子喝，一周喝1～2次就行，只要孩子能接受。尤其是当孩子舌苔铺满了舌头，这时候就说明孩子的湿气重了，喝汤泄泄湿气，对孩子的身体恢复有好处。

 # 生津止渴、清热解暑，用乌梅

❀ 夏日排忧解难的关键——乌梅

"是时三伏天，天气热如汤"，入伏后，一年中最热的时候来了，风是热的，空气都有些发烫，炎热避无可避。每天都是汗流浃背、头昏脑胀的状态，更没什么胃口，吃不进东西，干什么也提不起劲头。

这时最容易中暑，可以喝点绿豆汤清热解暑，或者喝点淡盐水补充流失的水分和电解质，但很多时候，这些办法都不起作用，我们还是会觉得口干舌燥、咽喉疼痛，甚至突然发热、流鼻血，还会发现身上起了小疙瘩或是湿疹……总之，问题不少。这些问题看起来零零碎碎，好像没什么关联，有一样东西能帮我们解决这些困扰，那就是乌梅。

乌梅味酸、涩，性平，归肺、肝、脾、大肠经，能敛肺、涩肠、生津、安蛔。它的生津之力，就是为我们排忧解难的关键。

《黄帝内经》说："先夏至日者为病温，后夏至日者为病暑"，也就是说夏至之后，立秋以前，具有炎热、升散并兼有湿的特性的外邪，都称为暑邪。

伏天里，暑气重，暑为阳邪，侵犯人体时会导致多汗，而出汗过多会耗伤阴津，人体就会出现舌质发红、苔薄或者无苔、口渴、咽干、大便干结、小便短少黄赤、咽喉肿痛、发热、脉搏跳动加快等症。

如果加上天气湿热蕴蒸，很多孩子会出现各种红痒的疹子，甚至出现皮肤溃烂的情况，还有的孩子会出现嘴边溃烂，口内生很多溃疡等情况。

❀ 补充津液，用乌梅煮水

此时要补充津液，用乌梅来煮些饮料喝就是很好的辅助调理方法。

最常用的就是三豆乌梅白糖汤了。

三豆乌梅白糖汤

🥣 原料：乌梅 3 ～ 5 颗（药店买），白糖 1 ～ 2 调羹，黄豆 50 克，黑豆（绿瓤）50 克，绿豆 50 克。

🍲 做法：将所有豆子清洗干净，提前泡一晚，然后把豆子和乌梅放入电饭煲，加入 1 ～ 2 调羹的白糖和适量水，煮 2 小时。2 小时后，豆子和乌梅全部变得软烂，喝汤即可。

需要注意的是，这个方子必须当日煮当日喝，不能隔夜。至于喝的方法，不必像喝中药那样一天 3 次，这个汤不限次数及用量，以孩子可以承受的量次为准。

　　酸梅汤也是夏季必备的解暑饮料，乌梅是其中的灵魂。

酸梅汤

原料： 乌梅 30 克，陈皮 10 克，干山楂片 15 克，甘草 5 克，冰糖、干桂花适量。

做法： 将乌梅、陈皮、干山楂片、甘草洗净后，浸泡半小时以上，将上述材料倒入锅中，加水，大火煮开后，转小火煮 40 分钟。最后撒点干桂花，加些冰糖，再焖 5 分钟即可。

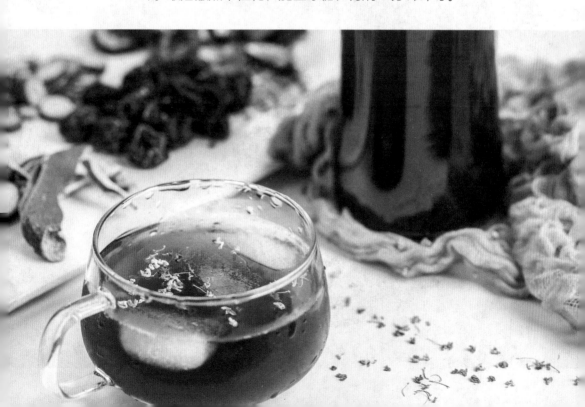

当乌梅和桑葚结合起来，生津的力道更强，汤色颜值高，口感也更柔和。乌梅桑葚饮是很好的饮料。

乌梅桑葚饮

原料：乌梅 3 颗，陈皮 3 克，茯苓 3 克，桑葚 8 颗，冰糖适量。

做法：把所有食材清洗干净，一起倒入锅中，加适量水，大火烧开，转小火煮 30 分钟，出锅前，加点冰糖调味即可。

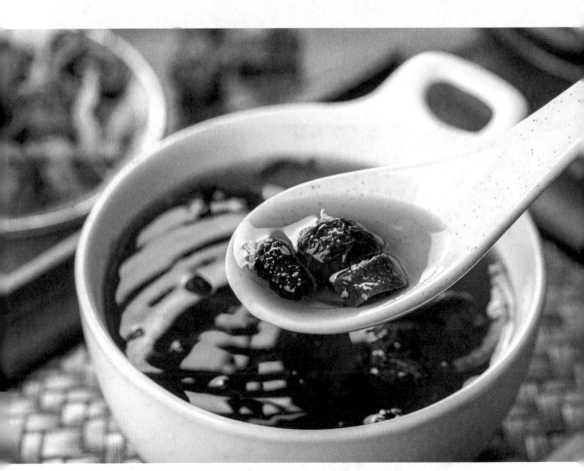

乌梅味道酸涩，一定要用白糖或冰糖来调味，而酸味和甜味在一起，正好符合中医"酸甘化阴"的理论，能迅速滋生津液，让身体恢复平衡，这样就不至于出现津液不足产生的不适了。

有些人问："为什么药店买的乌梅有烟熏味呢？"

这其实跟炮制方法有关。乌梅比较常见的加工方法有熏制法、晒干法、烘制法、醋制法，药店的乌梅大多是熏制的，所以煮出的乌梅汤有烟熏味，这是正常现象。如果孩子不喜欢烟熏味，可以去买其他制法的乌梅，味道与口感就好接受很多。

小小乌梅，是我们夏季不可或缺的良药，一周煮 2～3 次乌梅汤喝就好，津液不缺失，我们的身体就不会闹脾气，自然少了很多小毛病。

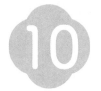 **吃荔枝绿豆银耳羹，清热不伤身，滋润又健脾养血**

　　小暑近在眼前，入伏紧随其后的这段时期，一定要提前做好防暑的准备，为身心纳一份清凉。

　　体表的降温可以使用风扇、空调，体内的"火热"又要如何消解呢？

　　祛火之物必然寒凉，怎样才能清热而不伤身呢？我为大家提供一种解决之法！

　　首先，清热消暑，大家一定会想到绿豆。绿豆性味甘、凉，入心、胃经，能清热解暑、消暑利水。又因绿豆甘凉，善解热毒，所以绿豆又是附子、巴豆、砒霜等辛热毒烈之剂中毒和食物中毒的解毒良药。

　　夏季天气酷热，如果想用绿豆来预防中暑，可以直接煮绿豆水（绿豆不开花）。因为绿豆的清热之力在皮，所以不要久煮。这样煮出来的绿豆汤颜色碧绿，比较清澈，可以迅速补充机体所丢失的电解质和水，止渴又消暑。

　　而绿豆的清毒之功在内，把绿豆煮烂后，汤色泽浑浊，解毒之力更强。

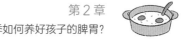

不过，绿豆比较令人纠结的一点是它比较寒凉，对老人、儿童或是脾胃虚弱的人群不太友好。如何中和掉它的寒凉之性就是我们要考虑的问题了。其实也不难，找些偏温的食材来帮忙就好了，比如，在煮绿豆汤的时候放一块陈皮，或加一些偏温的黄糖或红糖，这样绿豆的寒性就被中和了。下面，我找来了一味更加清甜多汁的温性食材，那便是荔枝。

"一骑红尘妃子笑，无人知是荔枝来"，"日啖荔枝三百颗，不辞长作岭南人"，无论诗句是褒是贬，都反映出了荔枝从古至今都备受人们喜爱。

荔枝甘酸性温，入肝、脾经，能生津益血、健脾止泻、温中理气。《玉楸药解》中说："荔枝，甘温滋润，最益脾肝精血。"

荔枝暖补脾经，滋补肝血，是一种养血健脾的水果，其果汁又能生津止渴，非常适合产妇、老人、体质虚弱者食用。

荔枝性温，吃多了会上火，所以体内有热的人不宜食用。荔枝味甜，糖尿病患者也不宜食用。对于体质正常的人来说，用荔枝和绿豆搭配，寒热相抵，甜度适宜，却是恰到好处。

这道汤羹用到银耳，主要是取其润肺生津、滋阴清热之功，毕竟夏季炎热，体内会有些燥热，而银耳能润燥，维持体内的平衡。

莲子补脾胃，清心除烦，这股清新治愈的力量正好能化解炎热引发的心气浮躁。

这些食材聚在一起，不争不抢，互相成就，于是就有了这道荔枝绿豆银耳羹。

荔枝绿豆银耳羹

原料：荔枝 10 颗，绿豆 50 克，银耳 1 小朵，莲子 20 克，冰糖
适量。

做法：将绿豆、银耳、莲子提前浸泡 3 小时，荔枝剥皮、去核，备
用。将银耳撕碎，放入锅中，大火烧开后，转小火炖 20 分
钟。然后倒入绿豆、莲子，继续炖煮 20 分钟，最后倒入荔
枝、适量冰糖，再焖煮 3 分钟即可。

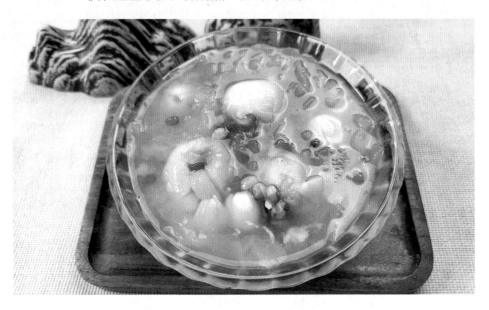

这个银耳羹，开盖便是一股荔枝的清香，汤羹晶莹，莹白中又夹
杂着点点绿意，颇具美感，视觉上便有降温的感觉。盛上一碗品尝，
汤羹胶质满满、清润香甜，荔枝依旧甜美多汁，银耳软烂爽滑，莲子、
绿豆口感清新，这种组合搭配意外和谐，并且清热解暑，不寒凉，简
直是夏日的绝配！

 # 孩子夏季胃口不佳、食欲缺乏，应该怎么做？

❀ 夏季要保护好孩子的脾胃

夏季到，大多数地方开始热起来了，虽然有些地方阴雨不断，但是总体来讲天气还是比较热的。夏季家长有什么任务呢？就是保护好孩子的脾胃，保护好孩子的胃口。

天热以后，很多孩子的胃口明显下降，我估计有很多家长感同身受，因为我们也是从孩子时期过来的，也有童年，回忆一下就能想起来，天气特别热的时候，有的人就觉得浑身没劲。这种症状大人也有，热得一点劲头都没有，整天昏昏沉沉的，毫无胃口，什么都不想吃。

夏季天热时，尤其是湿热很重时，还是挺痛苦的，所以老百姓把这叫苦夏。夏季特别热导致人的气阴两伤，有的人湿气比较重，就会出现发热、低烧、食欲缺乏、消瘦、皮肤干燥、口渴的情况。体温随着天气温度改变，天气越热，体温越高，这已经是一种时令病了，中医有个术语，这种病叫疰夏。

一般人没有病到这个程度，但是或多或少都有一点症状。

如果控制不好的话，真的会把孩子折腾出病来，夏季胃口不好导致脾胃紊乱是夏季产生各种疾病的一个重要诱因。尤其是不想吃东西，会严重影响孩子的生长，所以在夏季保护孩子的脾胃很重要。

❀ 夏季食欲缺乏的原因

1. 血容量不足

为什么夏季会进入这种状态呢？因为人体的血液量是一定的，冬季的时候，天气冷了，血管收缩，血液减少流通，而孩子的血液量相对充足，一到夏季特别热的时候，浑身毛细血管都张开了，血液要分布到全身毛细血管里去，血液量相对有点不足，所以会觉得困、疲惫，总想睡觉。这时胃口也会不好，因为整个消化系统的血液量也是不足的，消化功能就相对低下，人就处于一种不足的状态，所以这时候就特别容易出现困倦、浑身无力、没有胃口。

2. 津液大伤

夏季特别容易出汗，可能没觉得自己出了很多汗，其实是因为汗蒸发了。虽然没有大汗淋漓，但汗液确实通过皮肤、孔窍在蒸发，这是为了保持体温。汗液排出去，体内的津液就会流失，津液负责运送我们身体的营养物质，负责提供液体类的补充滋养，甚至提供液体的支援。如果津液流失得多了，就会影响身体气血的运转。这时候觉得无力，没有胃口，是因为津液大伤。

那这时候使劲喝水不就行了吗？

水不等同于津液，津液来源于水，把喝的水变成津液，这是身体阳气的作用。一个人没有什么生命力了，使劲往他的身体里灌水能恢复吗？不行，因为身体无法转化了，所以拼命喝水都未必能变成身体的津液。没有水，肯定就没有津液，但是水多了也未必都能变成津液，这需要有阳气。

夏季，身体能力不足，这种转化也比较弱，所以有的朋友拼命喝水，肚子胀得像球一样，还是感觉口渴、四肢无力，这是因为津液没有转化过来。津液大伤是夏季的第二个状态。

3. 气阴两伤

当津液流失的时候，气也会随之消耗。天气特别热的时候就会伤津液和气，所以夏季容易气阴两虚。天热以后，身体要跟外边热的环境相协调，这时候脉搏会加快，体内气血运行加快，要在热的环境里调整体内的平衡，就需要消耗阳气。

有的朋友问我，东北人到海南住，为什么觉得头很晕、浑身无力，血压上升？我说，因为人到天热的地方，身体要适应，脉搏会变快，血液循环特别快，这时候如果你的气不足的话，天一热，一出汗就更加耗气，好多人受不了。通过这种情况你就会发现，人到了夏季以后会有相应的变化，外界天气特别热的时候会伤身体的气，而阴就是津液类的东西，所以气阴两伤，是属于夏季的特点。

4. 湿气重

夏季还有什么特殊的呢？夏季，体内湿热容易重。夏季喝水多，但喝的水都能通过发汗或者尿液排出去吗？未必。

口渴的命令发出以后，你就会无度地开始喝冷饮，喝太多以后水留在体内，一开始是冰凉的，之后可能变成寒湿的感冒。有的人体质是热的，喝的水特别多，在身体里就变成湿热了。夏季湿气重，可能是湿热，也可能是寒湿，如果身体的气又不足，无力运化它，就会出现湿气困脾的情况，没有胃口。

不管是孩子还是大人，在夏季的时候偶尔会没有胃口，看到什么都不想吃，这时候怎么促进食欲呢？

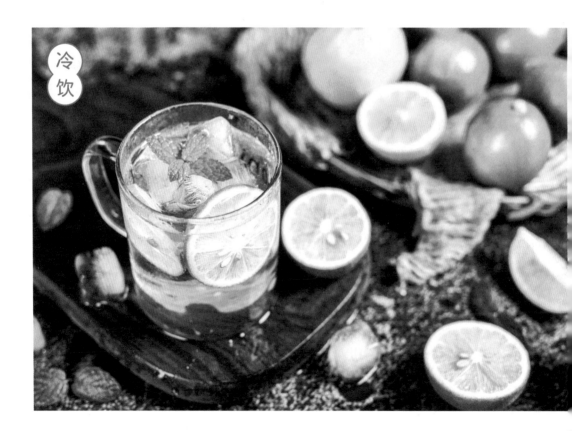
冷饮

❀ 夏季如何促进孩子的食欲？

1. 清淡、温热饮食

家长应调整孩子的饮食，比如，给孩子做的饭是热气腾腾的一大碗红烧肉，孩子有没有胃口呢？一看到热的，他的汗先下来了，可能就没有胃口了。孩子平时喜欢吃红烧排骨、红烧肉，现在可能一点都不想吃了。夏季的饮食要清凉一些，清淡一些，一定要考虑环境对孩子的心理影响，别把菜热气腾腾地端上来，要放得温一点再给孩子吃。

2. 补脾

针对夏季的特殊情况，应该怎样调整呢？首先，夏季容易脾胃弱，可以适当地用点补脾的食材，比如山药、莲子、薏米、芡实等。如果孩子不喜欢薏米的味道，就用山药、莲子加点芡实、莲藕等。补脾的食材可以做成羹汤之类的甜食给孩子吃。

3. 补充津液

水是怎么化为阴的？中医讲酸味和甘味的东西放到一起可以使水转化为阴，就是酸甘化阴。比如乌梅汤，酸味和甘味的饮料一喝就能让水能转化为体内的津液，让津液保持充足。夏季出汗却不补充是不行的，可以用点类似酸梅汤的清凉饮料给孩子喝，具有补充阴津的作用。

山药、莲子等具有补脾益气的作用，在补气的基础上再补充阴，就是气阴双补，这样至少能补回来损失掉的那些，使身体不受大的影响。

4. 祛湿

针对体内容易湿气重的情况，要看孩子的四肢是否无力，喝水以后肚子是否容易鼓起来，舌苔是否厚。夏季无论是大人还是孩子都容易湿气重，那怎么办呢？可以增加一点利湿的食材。比如，给孩子做点豆沙饮料（因为赤小豆、红小豆有利水的作用），或者薏米饮料。我去新加坡，那么热的地方，发现每一家餐厅里都有薏米饮料，普及程度好像比绿豆汤、酸梅汤都要高。他们知道薏米可以祛湿热，如果孩子觉得湿气重，可以给他做薏米饮料，里面放点冰糖很好喝，喝起来也觉得比较舒服，把湿气慢慢祛掉。

也可以在熬粥的时候放点莲子或者荷叶，莲子有升清降浊的作用，荷叶有祛除暑热、升清降浊、健脾的作用，所以有祛暑的作用，大家可以尝一下。

另外，海南岛的人经常喝冬瓜饮料，冬瓜有利水的作用，冬瓜皮有祛水湿的作用。

还有陈皮，做菜的时候可以放一点，它有行气祛湿的作用。类似的中医思路特别多，我们可以用各种祛湿的食疗方来把湿热祛掉。

孩子小便的颜色比较深，尿得短的时候，一定要用酸梅汤，再加上赤小豆、薏米祛湿，通过食疗的方法来调整孩子的身体。

水果能不能吃呢？西瓜可以给孩子吃点，补充体内的津液。以前

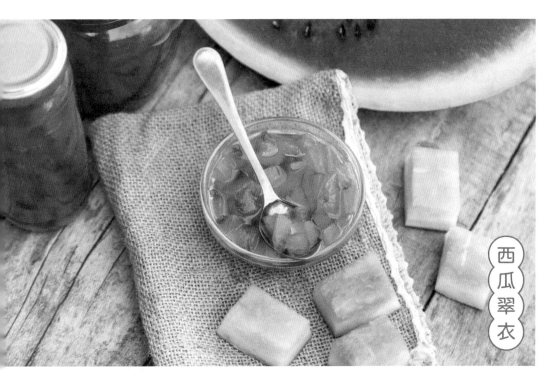

西瓜翠衣

西瓜叫天生白虎汤，当孩子舌头红、心烦、热得受不了了，这时候孩子可能津液大伤，可以给他吃点西瓜，能够补充体液。尤其是西瓜翠衣，可以用它做点咸菜、饮料等，西瓜翠衣有祛暑湿的作用。这些食疗的食材，大家可以参照一下。

5. 保证孩子的睡眠

夏季一定要保证孩子充足的睡眠，如果感觉困倦，就让孩子睡，睡觉也是减少消耗，给身体修复的机会。如果晚上热孩子睡不好，就白天午睡补充一下。晚上尽量给孩子一个有利于睡眠的环境，比如给孩子装一个间接空调（在房间里先开空调，等孩子睡觉的时候就把空调关了，这个房间就会相对凉一点，或者在客厅里开空调，然后孩子在卧室睡觉，把门打开一点，这样凉风进来就会凉爽一些）。别让空调直接对着孩子吹，可以用空调保持凉爽，让孩子能睡个好觉。

有人问我："罗博士，夏季孩子可不可以游泳？"

当然是可以的。有人说游泳对人的身体不利，我觉得得分季节。我比较反对春季游泳，但是夏季天气很热，暑热特别盛，这时候游泳是可以的。

孩子尽量不要选择正午出去运动，正午的太阳容易让人出汗太多，津液大伤。夏季游泳是一个挺好的运动，让人保持一个清凉的状态，也有一定的体力消耗，我是推荐的。但如果游泳池里氯气特别多，用氯气消毒味道特别大，这样的游泳池我不推荐。水换得比较勤，卫生程度比较好的游泳池还是可以的。

根据我的经验，虽然夏季游泳不怎么出汗，但是消耗很大，游泳后孩子的胃口往往会大增，这时候就不要给孩子提供热气腾腾的饮食了，可以试试过水的面，比较适口，解渴又能够补充能量。家长可以多做这种饭菜，这样能让孩子的体能得到补充。

6. 不要吃寒凉的东西

夏季，许多人都喜欢吃凉的东西，吃了凉的之后感觉暑热顿消，很舒服，但是后果因人而异。有的人脾胃强壮，吃了没什么事，但是一般人都会受点伤，尤其是那种过分吃凉东西的人，拼命喝冰饮料、吃冷面，这样的人脾胃都不好，往往会肥胖，体内痰湿瘀积等。所以，夏季是伤脾胃机会最多的时候，有的孩子吃完冰西瓜之后露着肚子睡觉，第二天就开始肚子疼，然后腹泻，急性胃肠炎，还有人会出现胃肠型感冒。

虽然夏季吃凉的会让人感觉很舒服，但是后果比较严重，对身体不好，我觉得常温应该是底线了，能喝点温热的东西最好。如果你阳气很旺，可以偶尔尝一下凉的东西，但是绝对不要形成习惯。

大家一定要认识到，夏季，我们的欲望往往会告诉我们错误的方向，它会觉得吃凉的好，但是常识告诉我们，吃凉的东西会伤脾胃。夏季一定要注意，即使是汤汤水水的食物也尽量吃温的，别吃凉的。吃了寒凉食物造成的后果往往大于夏季胃口不好带来的后果，脾胃是会崩溃的，一定要重视。

夏季，脾胃处在一个特殊的状态，胃口也会有完全不同的表现，这跟春季、秋季、冬季不一样，一定要知道怎样调整，怎样保护自己。我讲的是思路，大家如有更多感受，才能想出更多方法来调整身体。

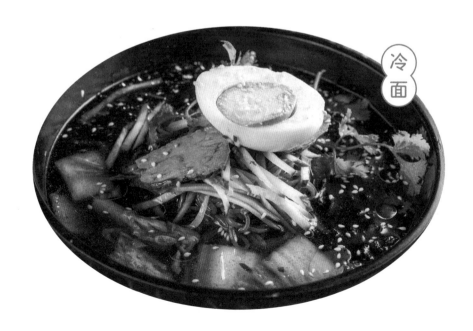

冷面

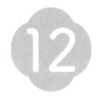

夏季脾胃调得好，孩子健康没烦恼

❈ 夏季对孩子的脾胃来说是一个考验

脾为后天之本，是气血生化之源，是人体抵抗力的根本，而孩子大多"脾常不足"。再加上夏季的气候，对孩子的脾胃更是一个考验，所以此时保护孩子的脾胃就变得尤为重要了。

为什么说夏季对孩子的脾胃来说是一个考验呢？

一是天气逐渐变热，阳气外散，浮越于体表，体内阳气亏虚。再加上孩子长期吹空调，又贪凉喜冷，大量吃冷饮冷食，使身体处于"外热内寒"的状态，加重本就虚寒的体质，脾胃也会受累，随之变得又虚又寒。

二是暑热之气最易与湿邪一起侵犯人体，有句话叫"暑多挟湿"，就是这个意思。其实这时，湿邪往往已经打入人体内部潜伏起来了，等到热、湿邪主气的时候，暑、湿就会内外呼应，使孩子们更容易陷

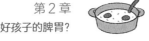

入湿气的困扰，引发很多问题。孩子很多常见的问题，如积食、厌食、湿疹等，大多跟湿气重有直接关系。

我们常说，脾胃的问题，用食物来解决是再合适不过的。

但是，很多家长都会犯一个错误——简单地把调脾胃理解为补脾胃，一味地选择补益类的中成药和食疗方。脾虚的孩子不少，但有很多孩子只是积食，如果只侧重于补益脾胃，可能会出现吃得越好越多，脾胃问题就越严重的情况。

❀ 脾胃虚弱的孩子，如何调理？

在夏季想要给孩子调脾胃，首先就得了解孩子的情况。

脾胃虚弱的孩子，主要表现是脾胃运化无力，常见症状有神疲乏力、食欲缺乏、腹胀、腹痛、便秘或者大便稀溏、面色萎黄、动则出汗、容易感冒、睡觉不安稳，舌质淡白、舌苔薄或润等。

调理这些症状应以健脾益气为原则，中成药可以选用四君子颗粒（源于四君子汤，是应对脾胃虚弱、中气不足的代表方）。

食物推荐甘味的，因为甘味能入脾，可以补脾，如苹果、红枣、小米、薏米、芋头、山药、土豆、胡萝卜、红薯等，可以做成粥、汤、菜肴、果汁等。

食疗推荐羊肚菌怀山汤和山药小米杏仁露。

羊肚菌怀山汤

原料：羊肚菌 9 克，怀山药片 15 克，芡实 12 克，百合 9 克，大枣 2 枚，猪脊骨 200 克，盐适量。

做法：将芡实、百合提前浸泡 2 小时，羊肚菌提前泡 30 分钟，大枣去核、剪碎，猪脊骨焯水，撇去浮沫，捞出备用。然后把所有食材倒入锅中，加适量水，大火烧开，转小火炖 2 小时，出锅前加点盐调味即可。

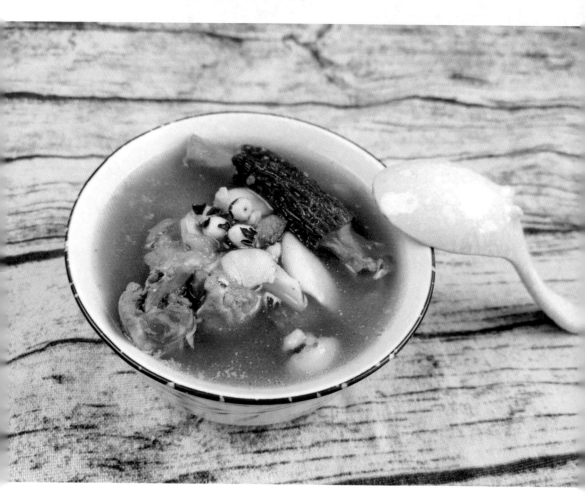

山药小米杏仁露

原料：怀山药 60 克，小米 15 克，南（甜）杏仁 6 克，核桃 2 个，茯苓 9 克，冰糖适量。

做法：山药去皮，切小块。其他食材清洗干净，然后浸泡 2 小时。把所有食材倒入破壁机，再倒入 600 毫升水，选择豆浆模式即可。

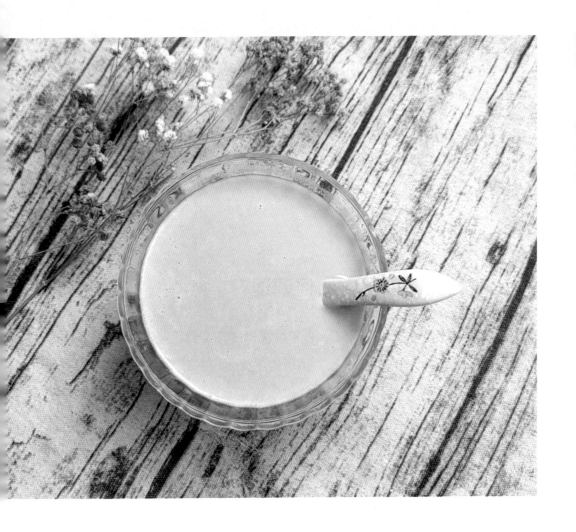

✿ 调理湿气重的孩子，
试试扁豆薏米瘦肉汤

夏季湿气重，而脾胃喜燥恶湿，可以偶尔给孩子吃点祛湿的东西。适合给孩子吃的祛湿食材，莫过于白扁豆了，其性平、微温，味甘，入脾、胃二经，能健脾、祛湿、消暑。可以用白扁豆给孩子做一道扁豆薏米瘦肉汤。

扁豆薏米瘦肉汤

原料： 炒白扁豆 30 克，炒薏米 30 克，瘦肉 100 克。

做法： 先用清水将炒白扁豆浸泡 3 小时，然后将所有材料放入锅中，加适量水，大火煮沸后改小火，煲 1 小时。

✿ 积食的孩子，如何调理？

脾胃虚弱的孩子说完了，再来说说积食的孩子。

积食，也就是食滞胃肠，孩子的主要表现有肚腹胀满、腹痛（按压腹部加剧）、纳呆厌食、有口气、大便酸臭或呈不消化状，舌红、苔厚腻，严重了会出现手足心发热、面颊红赤、口渴喜饮、睡眠不安、睡中头额汗出异常等情况。

调理积食的孩子应以消食化滞为原则，食疗可用下面的消积食方。

消积食方

原料：炒鸡内金 10 克，焦神曲 10 克，焦山楂 10 克，焦麦芽 10 克。

做法：将上述原料水煎 30 分钟，放温服用。可以加适量白糖或冰糖调味，也可用上面的食材煎水取汁后加入 50 克粳米，煮粥食用。

中成药可以用大山楂丸，它是最常用的消食导滞的药物，方子中含有山楂、六神曲（麸炒）、炒麦芽，主要作用是消除肉积，对于吃多了肉食的孩子来说，是非常不错的选择；也可以用能够消食、导滞、和胃的保和丸。如果孩子年龄偏小，不便服用丸药，就用保和颗粒。如果食滞化热了，可以选用枳实导滞丸，此药能消滞利湿、泻热通便，较保和丸的力量更强。

如果孩子总是反复积食，消食导滞以后，没过两天又出问题了，这种情况，往往是慢性积食。此时的孩子，大多瘦弱不堪，毛发黄稀成绺，甚至肚子胀大，四肢却很瘦，胃口不佳，或者特别能吃却不吸收，容易腹泻，口中有味，舌苔厚腻，积食的状态反复出现。此时，大家可以试试消积食水。

消积食水

原料：怀山药9克，莲子肉6克，茯苓6克，薏米6克，芡实6克，焦三仙各6克，炒鸡内金6克。

做法：熬水代茶饮。每天1服，喝1～2周就会有变化。

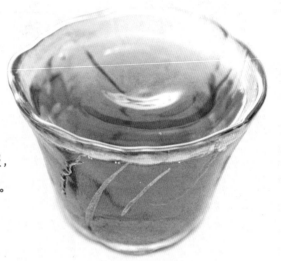

这个季节，孩子的阳气浮越于体表，体内阳气亏虚。此时应该顺应阳气的升发之势，以免伤及脾阳。

首先，不要过度食用寒凉的食物，如冷饮、雪糕、冰镇水果等。

其次，还要注意直接感受的寒凉，比如，孩子光脚在瓷砖地上走路、空调温度调太低、晚上开窗睡觉但不盖被子，这些都容易导致孩子感受寒凉，从而引起脾胃的问题。

最后，很多孩子户外运动比较少，加之吃得太多，过多的食物壅滞脾胃，会影响脾胃的运化，出现厌食、腹胀、口臭和便秘的症状。在夏季，孩子要多增加户外运动，如上午9～10点，下午4～5点可以去公园多运动，散步、跑步、玩游戏、打羽毛球、打篮球等。运动可以增强脾胃的能力，促进消化。

食欲缺乏时，喝清热解暑、清补脾胃的山药绿豆排骨汤

进入夏季以来，食欲缺乏的问题一直困扰着我们，尤其在体内湿热严重的情况下，越发打不起精神，提不起胃口。之前也讲过，夏季食欲缺乏是一种正常现象，原因在于夏季脾胃相对较弱，运化食物的力量也不足，此时贪食生冷会引发腹泻，过度饮食会导致积食，所以不要和脾胃过不去，还是清淡饮食，多吃些时令瓜果。

另外，夏季气温高，人体容易出汗，一方面会流失水分；另一方面我们的气血津液也会随着出汗而流失。所以及时补水、滋阴生津也是防止中暑的重要措施。但是，单纯地大量喝水并不能达到及时补充水分的目的，我们可以在水中加点淡盐，或者煮三豆乌梅汤喝。

清淡养脾，补充水分，补充体力，这些何需分开来做？只要选对了食材，煲一锅山药绿豆排骨汤就能解决所有问题。

补脾的食材有很多，我们最常用的就是山药，山药味道甘淡，入口绵软，易于消化吸收，孩子吃起来也没有负担。中医认为，山药"益肾气，健脾胃，止泻痢，化痰涎，润皮毛"，儿童常食山药能"健脾胃，长肌肉"，这也是因为山药有补脾的作用，所以儿童食用山药对身体的生长很有助益。

山药绿豆排骨汤

原料：山药 1 段，绿豆 30 克，莲子 30 克，排骨 250 克。

做法：将绿豆、莲子提前浸泡 3 小时，排骨焯水，撇浮沫，捞出备用。山药去皮，切小块，然后把所有食材倒入锅中，加适量水，大火烧开，转小火煲 2 小时，出锅前加点盐调味即可。

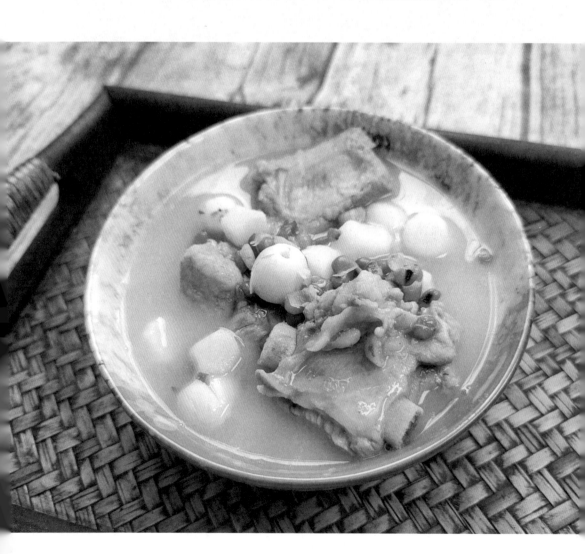

　　在夏季，吃莲子更是应时应景。荷花生长在水里，自带清凉之气，能解除夏季的烦热。如果能买到新鲜的莲蓬，剥开里面的莲子吃也会觉得鲜嫩多汁，清心除烦。而去掉了莲子心，制成干品，便是药店里卖的莲子肉。《本草纲目》里说莲子"乃脾之果也"，夏季吃莲子，解暑、清润又补脾。

　　夏季必然是绿豆的主场，煮食绿豆可以消肿下气、清热解毒、消暑解渴、调和五脏、安精神、补元气、滋润皮肤，难怪李时珍称绿豆为"真济世之良谷也"。

　　夏季煲汤，肉类首选排骨，猪肉是偏凉的，能补肾滋阴、养血润燥、益气、消肿，喝汤吃肉中便把身体所需补足，何乐而不为呢？

　　山药绿豆排骨汤汤色奶白，喝起来清淡舒爽，山药、莲子都炖得软烂，入口即化，排骨又能补充营养和能量。汤很简单清爽，却能滋养脾胃，促进食欲，酷热难耐的时节，全家人都适合喝。

 **不思饮食、寒凉伤脾、湿气困脾，酷热之下如何养护孩子的脾胃呢？**

❀ 夏季孩子的脾胃会受到哪些影响

"日轮当午凝不去，万国如在洪炉中"。三伏暑天，全国各地都进入了高温炙烤模式，当真如身处洪炉一样酷热，这天气让人打不起精神，身体倦怠，就连肠胃也虚弱了很多。这些症状在孩子身上同样会出现，并且孩子"脾常不足""脏腑娇嫩"，所以在酷暑时节，孩子的脾胃更容易失调。那么在高温之下，脾胃会受到哪些影响呢？我们又该如何养护孩子的脾胃呢？

不思饮食

首先，夏季温度高，孩子要通过出汗来散热，此时皮肤表面血液循环就会增加，肠胃中的循环就会相应减少，这会导致孩子的消化水平下降，食欲缺乏；其次，在中医看来，夏日阳气外浮，此时人体的阳气趋向于外，中焦脾胃的阳气就偏弱，脾胃就处于一种相对虚弱的状态，所以我们会发现孩子的胃口变差，饭量也小了，这些都是正常现象，不必过于担心。还有一种情况就是积食，夏季脾胃本来就弱，如果孩子饮食不节制，某一顿饭吃多了，脾胃无法运化过多的食物就会产生积滞，积滞得不到及时的消导，孩子也会变得不思饮食。

寒凉伤脾

天气炎热的时候，我们本能地想吃些冰冰凉凉的东西，而孩子更是抵挡不住冰激凌、冷饮的诱惑。寒凉的东西吃进肚子，直接到达脾胃，如果此时脾胃是虚弱、松懈的状态，那么它很容易就被寒凉所伤，于是很多孩子吃完冷饮以后，要么胃疼、肚子疼，要么开始感染外邪，上吐下泻，这都是因为身体的阳气受伤了。

夏季会开空调，有时候孩子贪图凉爽会走近空调吹风，还有的孩子在空调房里睡觉没有护好肚子，这样都会让冷风直接吹到孩子的肚子，导致脾胃受寒，甚至出现肚子疼、胃疼、腹泻或者呕吐等情况。这种情况在夏季特别多见，家长要格外注意。

湿气困脾

夏季的气候特点就是雨水多，湿度大，尤其是南方，会更闷热潮湿，外部大环境就是湿气重。天气热，家长喜欢多给孩子喝水，而过量饮水，水液不能得到及时运化，水湿内停，身体又会产生内湿。要知道脾胃"喜燥恶湿"，过多的水湿就会困住脾胃，影响脾胃的运化之功，当然也会让孩子变得没胃口。另外，湿气又喜欢跟其他邪气结合，组成寒湿、湿热等，所以在夏季，祛除湿气也很重要。

❀ 养护脾胃怎么吃？

既然脾胃在夏季这么脆弱，这么容易受伤，那我们必须找到一个应对之策，养护好孩子的脾胃。除了少食生冷，多吃常温、温热的食物，我更推荐大家用食疗的方式来健脾祛湿。

大家不要小看身边的食物，它们都是有性味归经的，对身体有滋养和调节的作用，在中医看来，很多食物都是药食同源的，所以用食物来调养孩子的身体是一种安全平稳的方式。

比如，夏季湿热重，我们可以用赤小豆和鲤鱼炖汤，赤小豆有利水、清热的作用，鲤鱼可以补脾，同时利水、祛湿气；还可以用冬瓜和薏米煲汤，冬瓜可以祛湿、解鱼虾之毒，薏米可以通三焦，把三焦的水湿泻掉。

日常消食导滞，我们则可以用焦三仙、炒鸡内金、陈皮、炒莱菔子等煮水给孩子喝，这里更推荐大家用山楂膏，不仅选用了消积的食材，还添加了补脾的山药、炒薏米、莲子肉等，消补兼施，更适合脾虚积滞的孩子。

而日常培补脾胃，可用的食材、方式就更多了，可以炒菜、煲汤、做面点，总有一种方式是孩子喜欢的。还可以用八珍粉，它选用的都是药食同源的道地食材，以补脾养胃、辅助阳气为主，健脾祛湿为辅，而且性质平和，非常适合脾胃虚弱的孩子。

快入伏了，高温之下，要解暑降温，也别忘了养护脾胃，为了保护孩子的食欲，我为大家提供几款能健脾和胃又易入口的小糕点食谱，希望在大家的努力下，每个孩子都能安然地度过这个盛夏！

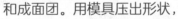

儿童版八珍糕

🥣 原料：八珍粉 60 克，大米粉 60 克，糯米粉 60 克，白糖适量。

🍲 做法：把所有粉末倒入碗中搅拌均匀，然后倒入适量白糖、清水，和成面团。用模具压出形状，放入锅蒸，大火烧开，转小火蒸半小时即可（也可以直接装入大的模具中，蒸好后切块）。

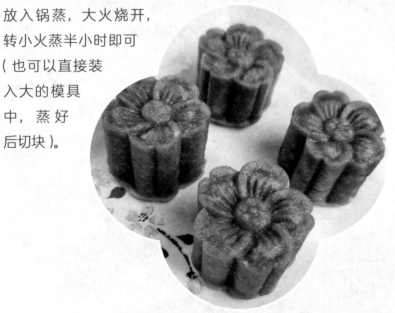

紫薯糯米凉糕

原料：紫薯 2 个，糯米粉 120 克，玉米淀粉 20 克，八珍粉 20 克，玉米油 20 克，白糖适量。

做法：紫薯去皮切小块，上锅蒸熟后加点白糖，压成泥。在糯米粉中加入八珍粉、玉米淀粉、白糖、适量水、玉米油，搅拌均匀至无颗粒，上锅蒸 25 分钟。锅里放些糯米粉，炒至微黄，备用。将蒸熟的糯米糊稍放凉，然后揉成面团，搓成细长条，擀一下，再放入紫薯泥，两头捏紧包起来，撒上炒熟的糯米粉防粘连，最后切成小段即可。

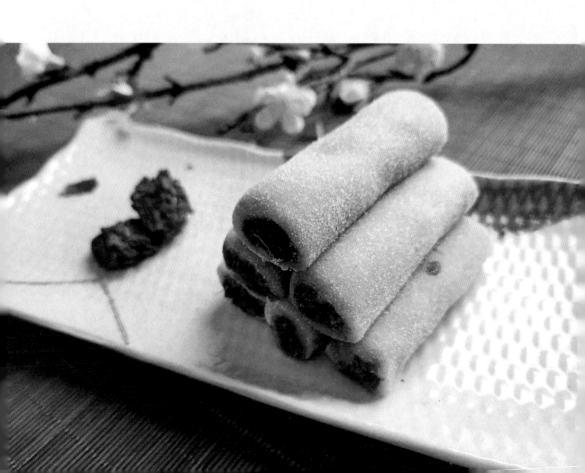

软皮绿豆饼

原料：绿豆 150 克，面粉 170 克，八珍粉 20 克，白糖 20 克，酵母 3 克，玉米油 40 克，椰汁适量。

做法：将绿豆提前浸泡一晚，倒入锅中煮至软烂，然后用破壁机打成泥，倒入锅中，加入白糖，少量玉米油，小火不停翻炒，炒至不粘锅、不粘铲的抱团状态。然后将其团成等量小球，备用。在碗中倒入面粉、八珍粉、白糖、酵母、玉米油、适量椰汁，揉成面团，密封饧发 20 分钟，饧好后分成小剂子，擀成薄片，包入绿豆馅，用手捏出形状。在锅中放入绿豆饼（无须刷油），小火慢慢烙，烙至两面金黄即可。

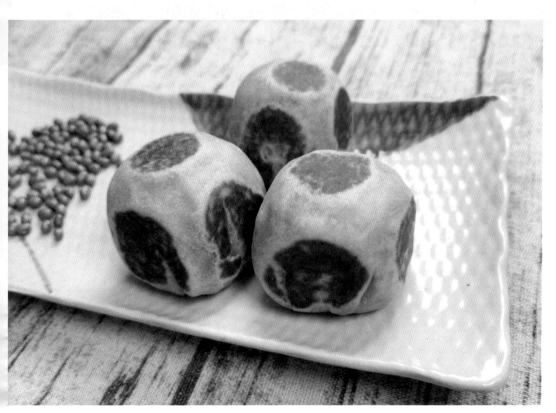

15 黑芝麻枣泥山药糕，老少皆宜，易消化

春主生，夏主长，夏季万物生长并逐渐趋于成熟，孩子也顺应着自然迅速生长发育，这时营养可不能少，家长要给孩子的饮食做好饮食搭配，尽量保证营养的多样和充足。

但是，夏季天气热，孩子的食欲会受影响，不爱吃饭，营养怎能跟得上呢？这时，家长要选择一些有营养的食物，比如瘦肉、鱼类、蛋类、豆制品、五谷杂粮等，尽量选择简单的烹饪方式，不宜太油腻，清淡爽口为佳，这样才能激发孩子的食欲，孩子吃得多，吃得好，才能更好地成长。

关于儿童的营养餐搭配，家长们的经验应该很丰富了，下面我不介绍热气腾腾的汤粥，而介绍一款精美的养生小糕点——黑芝麻枣泥山药糕。

大家应该听说过枣泥山药糕吧，在《红楼梦》中，它是秦可卿病中所服的滋补品，味道清甜，易于消化，是老少皆宜的补养小食。

黑芝麻枣泥山药糕

原料： 铁棍山药 200 克，大枣 15 枚，糯米粉 50 克，黑芝麻酱、白糖适量。

做法： 将山药去皮切小块，大枣浸泡 20 分钟，糯米粉炒至发黄。把山药块和大枣一同上锅蒸熟。大枣去皮、去核，压成枣泥。山药也压成泥，加点糖、糯米粉，揉成团，取一半山药团，加入芝麻酱，揉均匀，然后取等量的黑、白山药团，混合压扁，包入枣泥，用模具压出形状，即可享用。

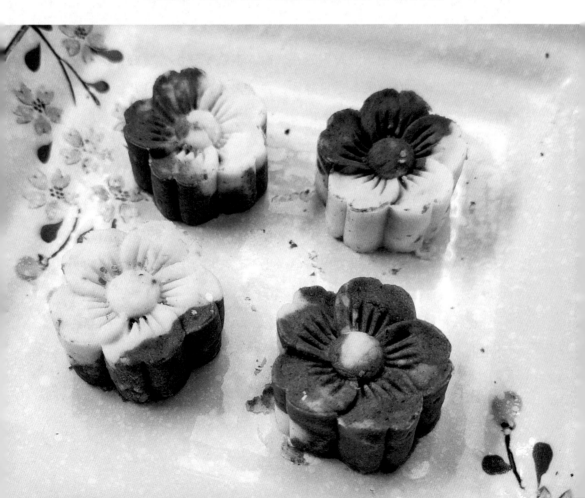

　　山药又称薯蓣，能补脾养胃、生津益肺、补肾涩精。《神农本草经》中说山药"主伤中，补虚羸，除寒热邪气，补中，益气力，长肌肉，久服耳目聪明"。它在《神农本草经》中被列为上品，平补脾、肺、肾，本就是药食同源之品，非常适合脾胃虚弱的老人和儿童服用，补中益气，温养肌肉，经常食用能慢慢增强体质。

　　这里的山药用的是细长的铁棍山药，而不是菜山药，铁棍山药水分较少，肉质紧实，用来做糕点更好成型，口感绵软，药性更强。

　　大枣就是平常食用的红枣，性质平和，能培补脾胃，为调补脾胃的常用辅助药。《本草纲目》中也有言，"枣为脾之果，脾病宜食之"。大枣甘温，能补中益气，养血安神，我们更熟悉的是它的补气补血之功。

　　山药和大枣搭配，健脾胃，补气血，本就足够滋养身心，这里又融入了黑芝麻，吃起来口感更醇香，并且黑芝麻能补益肝肾、养血益精、润肠通便，可谓是锦上添花。

　　在这里，糯米粉炒熟了，可以直接加到山药泥中，揉成团就可以吃了，可以省去再上锅蒸一次的工序。因为怕把黑芝麻炒熟再打粉，做出来的糕点口感不好，所以我直接选择了黑芝麻酱，既保证了口感，又比较方便。同理，如果觉得自己做枣泥比较麻烦，大家也可以购买现成的，按自己的需求来就好。

　　这款小糕点，大家当零食给孩子吃，可以做得小巧一点，更精致，外出携带也比较方便。

夏季湿热重，
备一份食疗版三仁汤

❀ 孩子有湿热的表现

所谓"小满小满，江河渐满"，小满过后，北方将快速升温，而南方则要迎来更多降水，这时大家一定会着手解暑祛湿。

夏季天气热，阳气在外，此时人体的阳气趋向于外，中焦脾胃的阳气就偏弱，如果自身本就脾虚，体内有湿气，又吃了肥甘厚味，脾胃运化不掉，那就容易郁积生热。此时，外界大环境又是湿热交蒸的，湿热为患，就会给身体添麻烦。

孩子有湿热，会出现以下症状：大油头、脸上容易出油、长痘，口唇发红，有口疮、睑腺炎（麦粒肿）等上火症状；汗液黏稠、体味较重，很怕热，但也会发热怕冷交替；小便发黄浑浊、有异味、量少；大便稀溏、气味浓、黏厕所，偶尔干硬；爱发脾气、哭闹、焦躁易怒；舌色红、舌苔黄厚。

湿热重了，也会导致外感，湿热感冒时除了具有以上症状，还会头晕，脑袋像是戴了一个大帽子。此时的发热，中医叫身热不扬，发汗后，热度稍有改善，然后继续发热，或者根本没有改善。

❀ 清除湿热，用食疗版三仁汤

还没有到湿热最盛的时节，我们可以先来学习一些应对的方法。湿热为患时，无形的热是附着在有形的湿气上的，此时单纯地清热并不能解决问题，还要配合祛除湿气，这样，热气无处附着，很快就会散去。在中医里，祛湿热有一个经典的方子，叫作三仁汤，由杏仁、白蔻仁、薏米、半夏、厚朴、通草、竹叶等药组成，如果要服用的话，可以请附近的中医帮忙斟酌调整用量。

现在我们不纠结方子，而是要化方剂为食疗，夏季天气炎热，湿气又重的时候，大家就可以煲这款食疗版三仁汤。

在食疗版三仁汤中，把原方中的北杏仁（苦杏仁）换成了日常食用的南杏仁（甜杏仁），也可以祛上焦湿气，开肺气；白蔻仁芳香苦辛，行气化湿，开中焦脾胃之气；薏米甘淡渗利，渗湿健脾，清下焦湿气。

这三仁配合，三焦并调，健脾祛湿，使湿热从三焦分消，诸症自解。

需要注意的有两点：一是杏仁、白蔻仁要捣碎，这样药性才能更好地释放出来。二是杏仁和白蔻仁一定要后下，不要煮太久，20分钟即可，否则药性都挥发出去，就没有作用了。

食疗版三仁汤

🥣 原料：甜杏仁 9 克，白蔻仁 6 克，生薏米 30 克，猪脊骨 250 克。

🍲 做法：将薏米提前浸泡 3 小时。猪脊骨焯水后撇浮沫，捞出备用。将甜杏仁捣碎，白蔻仁敲碎，装入药袋。把薏米、猪脊骨倒入锅中，大火烧开，然后转小火炖 1 小时，下入甜杏仁、白蔻仁，继续炖煮 20 分钟，出锅前，取出药袋，加点食盐调味即可。

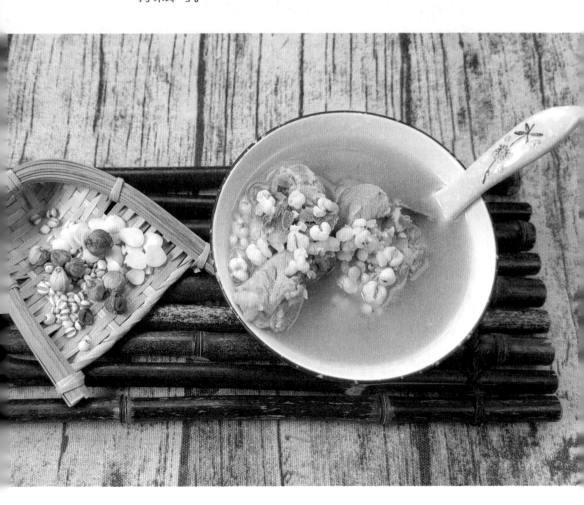

夏季结束，身体亏虚，喝鲜美又滋补的鸡汤

伏天过完，处暑也过去了，天气不像之前那般潮湿闷热。经历了一整个盛夏，孩子们的身体状况如何呢？有没有孩子仍在病中，并未完全恢复呢？

要知道，夏季天气格外热，因吹空调而发热感冒的孩子不少，有的孩子在假期天南海北地游玩，回来就发热了；有些孩子贪食生冷，上吐下泻也遭了不少罪。就算是体质好的孩子，一个夏季无病无灾，其实身体也消耗了很多，是有些亏虚的，所以我们应该给孩子补补身体，增强孩子的体质了。

所谓"入伏羊肉出伏鸡"，刚出伏这段时间，用鸡肉来滋补很合适。

鸡肉味甘，性温，归脾、胃经，能温中益气，补精填髓，健脾胃，益五脏，强筋骨，补虚损。

它不像牛羊肉那样燥热，肉质也比较鲜嫩，口感较好。鸡汤是公认的滋补品，鸡肉加热煮熟后，其中的一些水溶性成分就会溶解到鸡汤中，并随着加热时间的延长，营养素含量不断增加。喝鸡汤能刺激胃液分泌，增加食欲，帮助消化，利于吸收营养。脾胃虚弱的老人、儿童和产妇或者病后虚弱人群，都适合用鸡汤来和缓地滋补身体。

清炖鸡腿

原料： 鸡腿 1 个，山药 100 克，香菇 3 朵，胡萝卜半根，大枣 3 枚，姜、料酒、盐适量。

做法： 将鸡腿洗净，加姜片、料酒，焯水后捞出浮沫，备用；山药去皮切小段，香菇切片，胡萝卜切滚刀块，大枣去核剪碎。然后把所有食材倒入锅中，加足量水，大火烧开后转小火，炖 1.5 小时，出锅前撒点食盐即可。

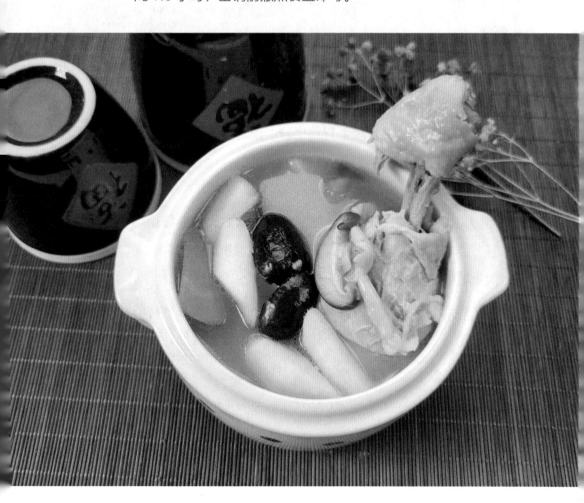

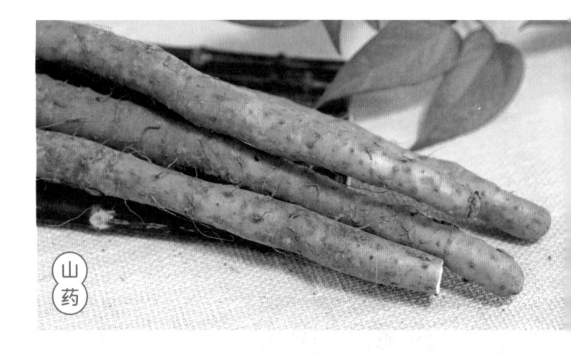

山药

如果大家觉得处理整只鸡比较麻烦，那不妨只用鸡腿，这样比较简单方便，炖出的鸡汤也一样鲜美又营养。

山药平补脾、肺、肾，吃起来清香软烂；香菇能给汤水提鲜，并且营养丰富，能够扶正补虚、健脾开胃；胡萝卜健脾和中，滋肝明目；大枣补中益气、养血安神。

总的来说，这道汤鲜香味美，口感丰富，所有食材的营养全部融入汤中，一边享受美味，一边健脾补虚、温中益气，可以说是很惬意的养生方式了。

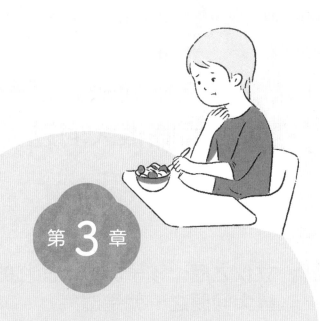

第 **3** 章

秋季如何养好孩子的脾胃？

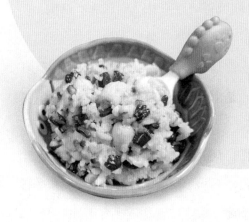

 # 立秋到来，孩子的脾胃面临很大问题

❀ 立秋之后，孩子的脾胃面临的最大问题之一就是湿气

立秋虽然是秋季的第一个节气，但此时天气还没有变得很凉爽，甚至有些地方还很热。不过大家要知道，此时季节已经发生了变化。

秋季是阳气渐收，阴气渐长，由阳盛逐渐转变为阴盛的时期，也是人体代谢出现阳消阴长的过渡时期，因此养护孩子的方法和注意事项也发生了改变。那么，这时孩子的脾胃要注意什么问题呢？祛湿！

立秋之后，孩子的脾胃面临的最大问题之一就是湿气。

一个原因是夏季孩子积食及吃冷饮、吹空调等行为，导致湿气在体内一直储存着没有排泄出去。光是湿气就足以影响孩子的健康，如果没有及时祛除，水湿内停，时间久了还会化热。在这样的状态下，孩子很容易感染病邪，比如，手足口病、秋季腹泻等传染病。第二个原因是中医讲究春生、夏长、秋收、冬藏，四季不同，所以在秋季孩子的生活方式也应有所不同。秋季要"收"，是说要顺应天地的变化，收敛"精、气、神"，为即将到来的冬藏做准备和铺垫。这个季节，关

键要把夏季暑天滞留在体内的湿气排出，这样阳气才能顺利往里收敛，到了冬季，孩子才不会生病。

这个时节祛湿首先推荐白扁豆。白扁豆在补气健脾之余，还能化湿和中，其药性温和，气味轻薄，是燥湿健脾的首选食疗佳品。它还擅长应对腹泻。立秋之后至十二月，是孩子腹泻的高发时段，这时可以适当地在孩子的食谱中加入白扁豆，这样既可以减少腹泻的发生，还可以调养已经损伤的脾胃。

食疗推荐大家试试白扁豆山药汤。

白扁豆山药汤

🍵 **原料**：炒白扁豆、山药、莲子（去芯）各 30 克，炒薏米 20 克，陈皮 5 克。

🍲 **做法**：把材料一起放入砂锅，加适量水，小火煮熟，佐餐食用。也可以和骨头、瘦肉一起煲汤，或者熬粥。

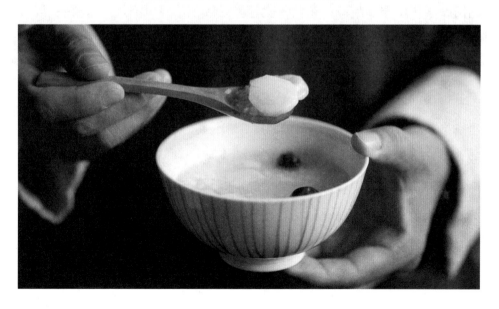

这道汤非常适合脾虚或伤食损脾，或痰湿阻脾，导致脾虚生湿、湿浊内生的孩子。

❀ 秋季孩子脾胃面临的另一大问题 是脾胃虚寒

秋季孩子的脾胃面临的另一大问题就是脾胃虚寒。如果说湿气是夏季气候对孩子产生的影响，那么脾胃虚寒就是秋季气候变化导致的后果。孩子本就脾常不足，经历了一整个夏季的湿邪侵犯之后，这个阶段的脾是很虚弱的，再加上立秋以后，依旧处于长夏，此时湿气盛行，湿邪困脾，脾虚的问题就很明显。

这是宏观的原因，细微处也有原因。

夏季的时候，别说孩子了，大人都控制不住自己，总得吃点凉的东西。不过夏季天气确实很热，有时候着点凉，一晒一出汗，基本就没什么事了。但是到了秋季，情况就不同了，因为外边变凉了，如果这时孩子再吃很多生冷的东西，就容易导致孩子脾胃虚寒。这时一早一晚温度会低一些，如果还是开窗睡觉或者盖薄被，很容易让孩子的肚子着凉，从而影响孩子的脾胃，出现腹痛、腹泻的症状。

解决的办法也很简单——可以吃生冷食物，但尽量别吃刚从冰箱里拿出来的，饮料也一样。根据温度，家长可以换稍微厚一点的被子，或者晚上睡觉时把窗户关上。

如果还是着凉，脾胃虚寒了，就可以试试用干姜水泡脚，喝点干姜熬的水，或者把暖宝宝贴在肚子上等，一定要让身体温暖起来。如果孩子脾胃受伤的程度比较重，可以试试小建中汤（中成药叫小建中

颗粒)，它能温中补虚、缓急止痛、强脾健胃。

清完体内的邪气，别忘了健脾。

山药性平，味甘淡，是山中之药、食中之药，有健脾胃、化痰涎、补虚弱的作用，无论男女老少都可以食用；薏米的力量很轻微，我们称其为淡渗利湿之物，是居家过日子的首选，也是每天都可以吃的食疗佳品；芡实能补脾止泻、祛湿，素有"水中人参""水中桂圆"的美誉，是传统的中药材和珍贵的天然补品。我们可以将这些食材，一起跟大米熬粥，不仅易于吸收，更易于调理孩子的脾胃。

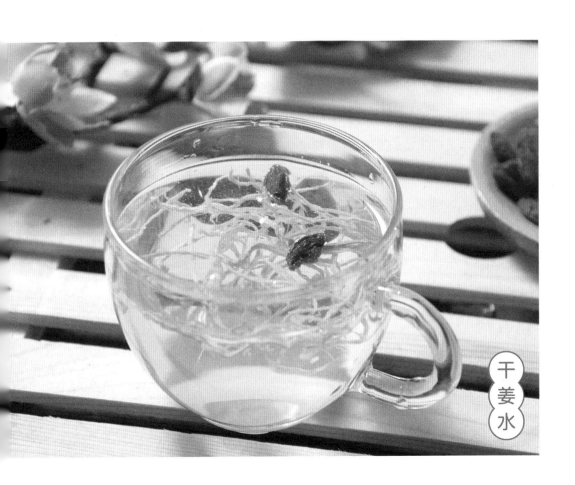

干姜水

❀ 秋季养生需要注意的误区

我再跟大家嘱咐几点：

不要随便贴秋膘。实际上，现代人的饮食结构不同于古人，日常饮食已经可以保证我们摄入足够的脂肪、蛋白质等营养，因此贴秋膘一定要因人而异。对于体重超重的孩子，不仅不能贴秋膘，反要注意控制体重。而对于体重偏低的孩子，就可以在医生指导下或者调理脾胃后适当进补。

俗话说："春捂秋冻"，但不是所有人都适合秋冻。对于抵抗能力较弱的老人、儿童，以及本身有气管炎、过敏性鼻炎、心脑血管疾病等慢性病的人群，由于他们自身的调节能力相对较差，遇冷抵抗能力下降、御寒能力较弱，此时应注意气温变化而适当增减衣服。

另外，就算秋冻，也不是通过穿得少来秋冻，而是通过锻炼，增强机体适应寒冷气候的能力和抗病力。注意，秋季人体的精气都处于收敛内养的阶段，运动也应顺应这一原则，运动量应由小到大，循序渐进。锻炼时以身体有些发热、微微出汗，锻炼后感到轻松舒适为标准。

初秋微凉，
孩子腹泻用石榴皮

✿ 吃生冷的东西是秋季脾胃易出问题的原因

立秋之后，天气开始变凉。处暑以后，北方早晚的天气已经很凉了，南方随着台风来袭，温度也会下降，这是非常明显的气候变化。之前是炎热的夏季，立秋则是一个分水岭，这时候孩子的脾胃很容易出问题。

夏季的时候人们容易贪凉，觉得吃点凉的东西舒服，吃了也未必有太大的问题。因为天气确实很热，虽然有时候着凉，但是出去后，天气热，身体被太阳一晒，出汗后很快就会恢复。

到了秋季，情况就不同了，因为早晚天气凉，中午热，而这时候我们却依旧有夏季的习惯，很多孩子依旧吃很多生冷的东西，比如从冰箱里拿出来的西瓜，中午吃会觉得舒服。很多孩子在睡过一觉之后，就会出现上吐下泻，甚至是发热感冒的情况，这都是因为寒湿侵袭了脾胃。

延续夏季的习惯，继续吃生冷的东西，是孩子脾胃受寒的第一个重要原因。

　　家长一定要有所警醒。生冷的东西，比如水果，可以吃，但尽量别吃从冰箱里刚拿出来的水果。饮料可以喝，但不要喝刚从冰箱里拿出来的，让它温一点对脾胃更有好处。

　　第二个原因是在晚上睡觉的时候，仍然延续夏季的习惯。

　　比如被子是薄的，但现在已经是秋季了，晚上温度会下降，如果窗户没关严，温度会更低，孩子晚上会踹被子，就会影响到孩子的身体。很多孩子是睡了一夜觉之后着凉的，这种着凉会让他上吐下泻、胃疼，或者是感冒发热，其中出现最多的是腹泻。

❀ 秋季出现儿童腹泻的情况特别多

　　秋季出现儿童腹泻的情况特别多，主要有两个原因，一个是着凉，一个是吃了生冷的东西。大家容易认为腹泻是热证，因为肛门会有灼热疼痛感，家长会觉得孩子的身体是不是有热了，或者吃坏什么东西了。实际上，这几个原因容易结合在一起。当脾胃受寒以后，外邪更容易进来，脾胃功能下降，外邪就更容易繁殖，所以受寒在先，湿热为患在后，这样结合在一起，情况会很复杂。

　　正常情况下，脾胃是温暖的，运行正常，如果有外邪进来，比如吃了点不洁的食物，有点细菌其实没问题，身体能把它杀灭。但是，如果温度下降了，脾胃的阳气不旺，脾胃功能又下降了，这时候脾胃里的环境就会改变。成人胃黏膜有时候会变得苍白，这是因为阳气不足，寒湿重了，脾胃的运化能力低下，血液流通不畅。

　　在这种情况下，外邪就容易繁殖，随便吃点放时间长了的东西，就容易产生腹泻。

秋季天气变冷，是体弱的孩子患腹泻比较多的时候。

秋季的腹泻，有时候是很严重的，这时候吃抗生素有用吗？抗生素往往是凉的，可以暂时把病毒消灭，但是身体会越来越凉，所以，吃清热解毒的药，往往会把问题变复杂，外邪还是会在身体里生存。秋季的腹泻为什么难治呢？就是这个原因，有时候使用抗生素都不管用。

❀ 儿童秋季腹泻处理办法

1. 温暖身体

首先，要把受寒的因素去掉。这时候我推荐用点温热的药，比如附子理中丸，或者老人吃的肉蔻四神丸，吃下去马上就好了，因为身体温暖过来了。

其次，建议大家喝点干姜水，也可以用它泡脚，或者把暖宝宝贴在肚子上，都有好处，一定要让身体温暖起来。

如果单纯温暖不行的话，可以再加点清热利湿的东西，小檗碱或者其他药。但是首先要温，不温的话，单吃寒凉的药是不行的，还可能对身体产生非常不好的影响。

2. 石榴皮止泻

用石榴皮止泻也是特别好的解决方案，石榴皮有收涩（就是固脱）的作用，腹泻时，它发挥收涩作用，不让水外泄。

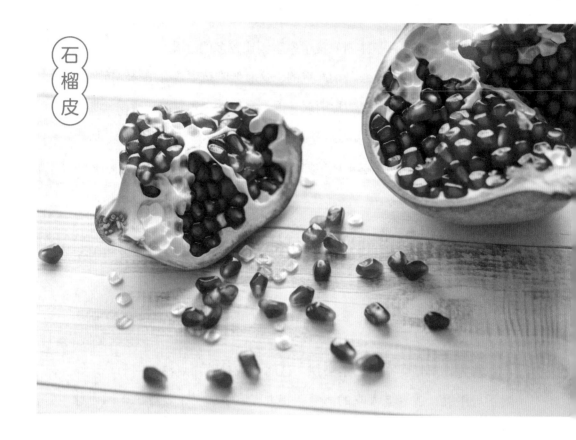

石榴皮

之前石榴比较酸，现在石榴的品种已经改良了，个头比较大，味道比较甜。石榴的营养很丰富，大家可以经常喝石榴汁。

中医不是用石榴肉来治病，而是用石榴皮。这种方子很早就有了，在宋代的时候，就开始用陈石榴皮（放了很长时间的石榴皮）。

石榴皮是不怕放的，石榴买来，皮剥下来，把肉吃了，皮晒干，存起来。它干燥以后，就跟陈皮一样，变成陈石榴皮。

石榴皮怎么用呢？

可以拿 3 克或者 6 克，捣成碎块煮水或者煮粥喝。如果是鲜石榴皮，分量则要增加一倍。

除了收涩，它还有解毒之功。中医在治疗外感、外邪引起的腹泻的时候，特别忌讳用收涩的药。收涩止泻会把邪气留在身体里面，引起严重的后果，叫闭门留寇——这是中医传统的说法，就是把门关了，但把盗贼留在屋里。这哪行啊？所以一般中医在治疗外邪引起的腹泻时，忌用收涩之药。

但是石榴皮特殊，它能收涩，不让水哗哗地流出来，同时还能解毒，帮你消灭那些外邪。中医在调理患者秋季腹泻的时候，往往会在方子里加一味药，就是石榴皮。

如果孩子出现腹泻，用抗生素、小檗碱这些解毒的药不灵，这时候建议让孩子喝点石榴皮煮的粥，用3～6克陈石榴皮（鲜的也可以，但是分量要增加一倍，因为鲜的里面有水分），捣碎，越碎越好，加一些大米熬粥喝。你也可以把石榴皮用纱布包上，跟粥一起熬，熬好以后把石榴皮拿出，喝粥。这个粥对孩子的腹泻有特别好的调养之功。

这个方法既简单又实用，孩子还能接受，各位家长如果学会这个方法，在秋季碰到孩子腹泻，就多了一种方法，心里就不会那么慌了。

我给大家介绍了孩子秋季容易脾胃着凉的原因，也介绍了一些解决办法，如果理解了，在生活中就知道怎么防护了。我们需要随着季节变化来调整看护孩子的方式，同时要更加细心地采取对应措施，只有这样，才是对孩子真正负责。

初秋滋补，清暑养阴，
补虚润燥，喝白萝卜鸭肉汤

九月的第一天，是秋高气爽的开学日，孩子们背上小书包重返校园，一切又是新的开始。

初秋时节，夏季的余热未退，秋燥正日益明显，我们可以选择一种消解暑气、滋阴润燥的食材来滋补身体，比如鸭肉。

"处暑送鸭，无病各家"，处暑之后吃鸭肉进补是很多地方的传统习俗。这个时节刚好是鸭子最肥美的时候，作为水禽，鸭肉自带清凉之性，能帮我们解掉体内的燥热，又能为身体提供营养。

鸭肉性寒，味甘、咸，能补虚清热、除湿解毒、滋阴养胃、补肾利水等。《本草纲目》记载，鸭肉"补虚，除热，调和脏腑，通利水道，治小儿抽风，解丹毒，止热痢，生肌敛疮。和葱、豆豉同煮，可除心中烦热"。

鸭肉适合体内有热、阴虚体质的人食用，而初秋时节，中午的酷热与燥邪都会伤阴，此时吃鸭肉就可以滋五脏之阴，清虚劳之热。

从营养上看，鸭肉的蛋白质含量比畜肉高得多，而脂肪含量适中，比鸡肉高，比猪肉低，而且分布均匀。初秋食用鸭肉能及时补充夏季因人体代谢加快消耗的蛋白质、维生素以及钙、磷、铁等矿物元素，日常生活中多用鸭肉代替其他肉菜，也是非常健康的。

那一定有家长担心，鸭肉比较油腻，孩子会不会吃不惯？所以为了给鸭肉去去油，让口感更清爽，可以与白萝卜一起做白萝卜鸭肉汤。

白萝卜鸭肉汤

原料：白萝卜半根，鸭肉 250 克，姜、葱花、料酒、油、盐、胡椒粉适量。

做法：白萝卜去皮，切滚刀块；鸭肉剁成小块，加姜片、料酒，焯水后备用。在锅中倒入少许油，加姜片、葱花、鸭肉，翻炒至无水分，然后将炒好的鸭肉倒入炖锅中，加足量的水，炖煮 1 小时后放入白萝卜，继续炖煮 15 分钟。出锅前加点盐、胡椒粉调味即可。

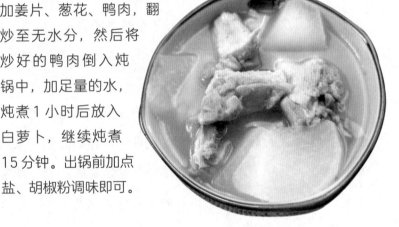

焯水是为了去除鸭肉的腥气，顺便煮出一些油脂，翻炒则进一步炒出鸭肉中多余的油脂，再加上姜片和葱的辅助，此时的鸭肉已经清爽平和了很多。而白萝卜本就清热生津、消食顺气，还解油腻，所以最后我们做出的鸭肉汤润而不腻，鲜而不腥，又是一道符合清补原则的食疗汤。

积食的孩子，收好消食开胃的食疗方

❀ 积食的表现

中秋是一个合家团圆的日子，家人们聚在一起当然要吃几顿团圆饭，把酒言欢。而作为团宠的孩子会被不断投喂，吃完正餐，吃零食，不同口味的月饼也要一一品尝，一天下来，小嘴儿没停下，圆滚滚的小肚子里装的都是长辈的爱。

过节，图的就是开心，对孩子的饮食放宽限制可以理解，但是一直吃，脾胃真的都能消化吗？而且月饼是高油高脂的东西，吃多了又腻又难受。别忘了，孩子的生理特点就是脏腑娇嫩，脾常不足，如果我们突然打乱了脾胃的工作节奏，让孩子放开了吃，那就一定要考虑到一个后果——积食。

积食有哪些表现呢？

没有胃口。有的孩子一点东西都不想吃，这往往是因为食物积在胃部，胃不能受纳了。

舌苔变厚。积食的孩子舌苔中间会变厚，有的是全部变厚，有的只在舌体中间出现一个硬币一样厚的圆圈。

口中有异味。积食的孩子口中会有异味，这是胃气不降导致的。

肚子胀或肚子疼。食物积滞在中焦，气机也会不通，就会出现肚子胀或者肚子疼。

大便很臭。有些积食的孩子会出现大便特别臭的情况，有酸腐的味道，就是古人形容的"臭如败卵"。

嗳气。积食的孩子容易嗳气，有酸腐味道，婴儿容易吐奶瓣。

右侧身体出问题。右侧身体容易出现各种问题，比如右耳朵痛，右边牙龈痛，右侧脸颊容易有红晕、红斑，等等。

❋ 积食后的调理办法

如果节日期间，孩子有以上积食的表现，家长一定要意识到这是吃得太多、太杂导致的。此时要做的就是帮助脾胃消食导滞，同时配合清淡饮食，这样才能尽快让脾胃恢复到正常的状态。下面提供了几个简单易行的食疗方，可以着手准备一下，有备无患。

方子是 5 岁以上的孩子的用量，5 岁以下的孩子，家长可以自己酌情减量。比如，3 岁以下的孩子用一半的量。

消积食小方子

原料：焦三仙（焦山楂、焦麦芽、焦神曲）各 6 克，炒鸡内金 6 克。

做法：熬水喝，1 天喝 3 次，一般连喝 2～3 天。

炒米茶

原料：粳米 30 克，茯苓 10 克，山楂 3 片，姜丝适量。

做法：在锅中倒入粳米，先稍作翻炒，再倒入茯苓、山楂、姜丝，继续翻炒至米呈金黄色，然后加入适量水，大火煮 10 分钟即可。

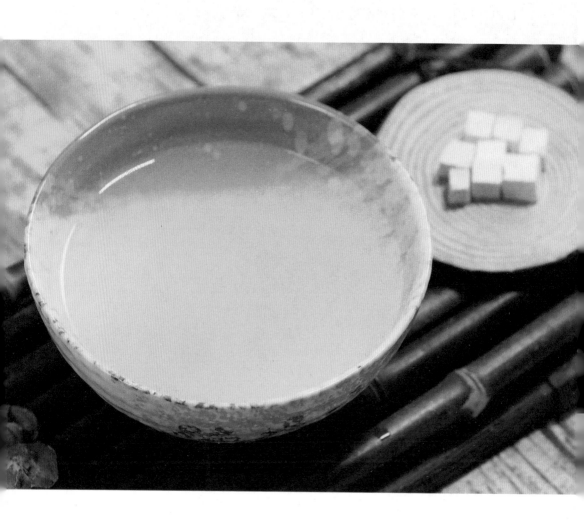

焦山楂是去肉食之积的；焦麦芽和焦神曲是清谷面之积的；炒鸡内金有化瘀消积的作用。

大米炒成焦黄色后不仅能健脾祛湿，还能吸附肠道黏膜上的有害物质，并促进身体排毒。日常用炒米泡茶喝，也能清理肠道、保护脾胃。茯苓淡渗利水、健脾和胃、宁心安神。山楂非常善于消解油腻肉食造成的饮食积滞。

健脾开胃汤

原料：炒麦芽 6 克，焦山楂 6 克，红糖 10 克，莲子肉 15 克，山药 20 克。

做法：将莲子肉提前泡 2 小时，山药去皮切片。在锅中加适量水，倒入莲子肉、山药，大火开锅转小火，煮 45 分钟，把炒麦芽、焦山楂装进药包，放入锅中，继续煮 15 分钟，然后取出药包，加入红糖，即可饮用。

炒麦芽、焦山楂是用来消食导滞的，而莲子和山药更是增添了一些补脾之功。

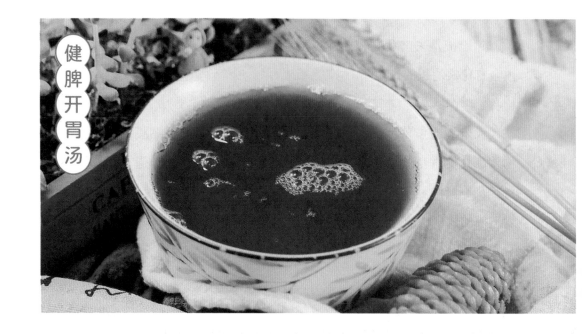

健脾开胃汤

消食饼

原料：生鸡内金 50 克，白面 250 克，白砂糖、油适量。

做法：把生鸡内金研成细末（在药店购生鸡内金时，可直接打成粉）。在盆中加入面粉、生鸡内金粉、白砂糖和水，将面粉揉成表面光滑的面团。把面团擀成一张张薄薄的饼皮，在锅中放少许油烧热，把饼皮放入锅中，将饼皮烙至轻微焦煳就可以出锅了。

生鸡内金烤熟就相当于炒鸡内金，白面具有补脾的作用。

需要提醒大家的是，这些消食的东西只能在孩子有积食时使用，积食消掉后就不必再服用了，也不适合用作日常保健，想要预防积食，最好的办法还是养好孩子的脾胃，这就需要家长们多费心。

 # 家有脾阴虚的孩子，常备滋阴清热的生地黄

✿ 生地黄是滋阴的良药

生地黄这个药，最主要的产地，在河南焦作的温县，跟怀山药产自同一个地方，也是在垆土地里种植。种植地黄的土地与怀山药的一样，需要种了以后歇几年，所以四大怀药就包括山药和地黄。

地黄挖出来后，颜色是黄白色的。鲜地黄是治热性病的，体内津液大亏的时候，用它来清热滋阴，效果比较好。但是现在很少有卖鲜地黄的，我们一般用的是生地黄（把鲜地黄晒干或者烘干，让它慢慢变成黑色，也叫生地黄）。生地黄的作用是滋阴清热，最主要的作用是滋阴，生地黄应该是最主要的滋阴中药了，所以我们在滋阴的时候，几乎离不开生地黄。

熟地黄是把鲜地黄九蒸九晒以后做出来的，它是补肾经的，滋阴的作用没那么强，六味地黄丸里面用的就是熟地黄。

当孩子出现阴虚有热的症状的时候，就一定用到生地黄。

❀ 吃肉多的孩子很可能会阴虚有热

阴虚有热的孩子，最大的特点就是晚上睡觉不断地出汗，这样的孩子容易大便干，嘴唇鲜红，舌头也是红的，舌苔非常薄或者没有舌苔；甚至有的孩子是地图舌（舌苔一块块地掉），这样的孩子容易下眼袋大，并且眼袋发红、发紫，多动，整天安静不下来，脾气大，特别烦躁。

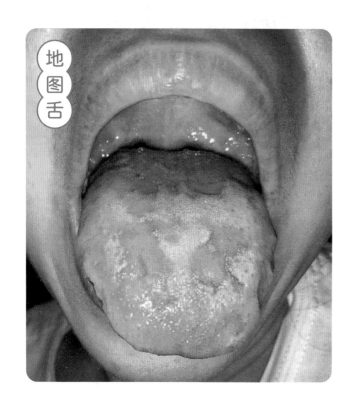

地图舌

孩子为什么会如此呢？

我前面给大家讲过，这样的孩子往往爱吃肉，因为动物在饲养过程中会添加一些药物，尤其是有些不法饲养者，会往里边加一些类似激素的药物。如果孩子吃了这些激素，体内就容易产生热，会伤阴，所以孩子的阴就不足。

中医认为阴是一些液体类的物质，主静主润，就像汽车的发动机里的润滑油，或者是冷却机里面的水一样，如果阴没了，机器就开始发热。孩子也一样，当体内的阴被伤掉后就会燥热，情绪会变得急躁，脾气大等。

现在的孩子，多数爱吃肉，家长都投其所好，把最好吃的肉做给他们吃，比如今天做红烧排骨，明天做红烧牛肉，天天做给孩子吃。幼儿园为了显示实力，对孩子好，所以顿顿给孩子吃大鸡腿，这样就难免使孩子吃肉过多。肉也分阴阳，比如说牛羊肉、鸡肉吃多了，就容易热，鸭肉和猪肉是滋阴的，热性没有那么明显，但是可能有激素药，所以我觉得都要慎重。

我观察到一个现象，孩子吃肉过多，体质往往偏热，所以我不断跟家长们讲，孩子不需要那么多肉。

人类进化几万年，在大多数时候不是每天都能吃上肉的，以前打猎，很多天才能打到一头鹿，所以吃不到那么多肉，可能吃点浆果。现在我们有能力饲养了，就容易吃肉和吃多，但是这种天天吃肉的孩子，往往身体都不好，尤其是一口青菜都不吃，只吃肉的孩子。这样的孩子长大以后不仅身体有问题，性情也会有问题，急躁、狂躁，等等。一旦发现自己的孩子有吃肉多的倾向，家长就要指导并控制一下。有的家长听孩子的，孩子想吃什么就吃什么，结果一口青菜都不吃，只吃肉，慢慢地孩子的身体就垮了。家长还不知道为什么呢，"我这么爱孩子，给孩子吃这么多肉，他的身体怎么会垮呢？"天天吃肉，身体哪有不垮的？

❀ 孩子阴虚有热，喝补脾阴饮料方

育儿最根本的是理念，家长要懂得理念才行。如果体内已经热了，大便干燥，脾气烦躁，晚上睡觉出汗，嘴唇、舌头红，我觉得可以喝点补脾阴的饮料。

补脾阴饮料方（以 6 岁的孩子为例）

原料：怀山药 9 克，莲子肉 9 克，薏米 9 克，麦冬 6 克，北沙参 6 克，生地黄 6 克，冰糖 1 块。

做法：把除冰糖外的配料放入锅中，加入 4 杯水，大火开锅，小火煎半个小时，剩下 2 杯左右的汤汁，把汤汁滤出，放入冰糖 1 块，然后放温，就可以饮用了。

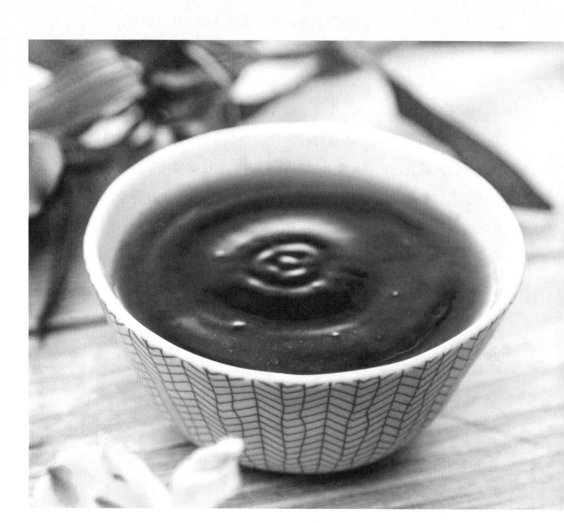

在这个食疗方里，把麦冬、沙参去掉都没问题，就留一个生地黄都行，因为这个方子最核心的就是生地黄和怀山药。生地黄是滋阴的，怀山药是补脾的，这两个熬汤，也可以再放点补脾的莲藕，它是凉性的；放点猪脊骨也行，猪肉是滋阴的，如果能保证肉的品质，可以放一点。生地黄熬出来味道是甜的，孩子容易接受。对于体质偏颇、体内有热的孩子，隔三岔五地喝一喝这样的汤是有好处的，我一直在讲，生地黄是滋阴药里不可或缺的。

家长应该学会看孩子的舌头，如果发现孩子的舌头特别红、嘴唇鲜红、大便干燥，孩子有可能出现阴虚的情况，因为孩子的身体变化比大人要迅速。大人的体质相对稳定，孩子稍微多吃点肉，他的身体马上就改变了，这时候就要马上调整，给他喝一两天这个汤，孩子的身体就会调整过来，情况不会继续恶化。否则，有的孩子一直是这种阴虚有热的体质，发展到后来连性格也改变了，这说明情况已经很严重了，这就不好调了。如果家长了解孩子的舌象和其他的症状，能够把握好生地黄的用法，有可能自己就把孩子的身体调整过来。

注意事项

生地黄药性比较凉，不要长期大量地用这种凉药，一般情况下用一周就差不多了，第二周以后，隔三岔五喝一喝就行了，这样既能保证滋阴清热，又能保证身体不受凉药的影响。

6 秋季补脾胃，吃温和养胃的红枣南瓜小方

"秋分者，阴阳相半也，故昼夜均而寒暑平。"秋分是秋季的第四个节气，如果说之前暑热未消，我们对入秋还没有实感，那么秋分之后，气温会逐日下降，秋意也会越来越明显，天高云淡，阳光和暖，是难得的好时节。

一到秋季，我们就会下意识想到金黄色，金黄的野菊花，金黄的银杏叶，还有金色的稻子随风起伏……

黄色的食物有红薯、玉米、土豆、小米、南瓜……稍一盘点，都是一些有益肠胃的东西，《黄帝内经》中也记载有"黄色益脾胃"，这些食材刚好适合脏腑娇嫩、脾常不足的孩子。

南瓜肉色黄，味甘，是脾色，最能温补脾气。如果孩子出现腹泻、腹胀、爱打嗝、吃得多不长肉、面色泛黄等情况，老人出现体虚乏力、肛门重坠、想排便又排不出等情况，我们就可以自己在家中煮一些南瓜泥、南瓜小米粥，这都是很好的补脾益气的食疗方法。另外，南瓜口感软糯，自带甘甜，老人和孩子吃起来也没有负担，大家可以试试红枣南瓜小方。

红枣南瓜小方

🥣 **原料：** 南瓜 200 克，八珍粉 1 袋，糯米粉 200 克，红枣、白糖
适量。

🍲 **做法：** 南瓜去皮，切片，上锅蒸熟，压成泥。在南瓜泥中加入八珍
粉、糯米粉和适量白糖，揉成面团。红枣去核，剪成两半，
取一小块面团，揉成型，压上红枣，将做好的南瓜小方放入
蒸锅，大火烧开后转小火，蒸 25 分钟即可。

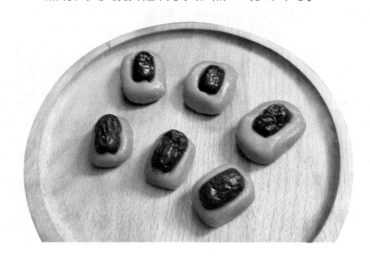

　　糯米味甘，性温，入脾、胃、肺经，能补中益气、健脾止泻、缩
尿、敛汗、解毒。糯米性质黏腻，给孩子少吃一些其实没问题，过食
糯米才会损伤脾胃，这个度要把握好。如果不喜欢糯米黏牙的口感，
也可以加点大米粉，这样会适口很多。

　　大枣味甘，性温，归脾、胃经，能补中益气、养血安神。

　　这道红枣南瓜小方融合了秋季的颜色、甘甜的味道、软糯的口感，
虽然小巧，却是集健脾养胃、补中益气于一身。

补脾益气、固胃宽肠，吃山药栗子糕

❀ 板栗是强身健体的好食物

常言道：八月梨枣九月楂，十月板栗笑哈哈。十月正是吃板栗的季节，路边也陆续支起了炒板栗的小摊，秋风吹过，微凉中又带有一丝香甜，这是秋季独有的味道，也是深印在心中的独特记忆。

板栗软软糯糯，幸福甜蜜，它可是个好东西，老少皆宜。

我国是栗的故乡，栽培历史悠久，典籍中关于栗的记载也非常多，比如《诗经》里的"树之榛栗"，《吕氏春秋》里的"果之美者，有冀山之栗"，就连杜甫也曾为其写过诗，"入村樵径引，尝果栗皱开"。

板栗的强身健体之功早就被古人发现了，在《黄帝内经》里说到"五果为助"，这"五果"指的就是栗、李、杏、桃、枣。板栗味甘，性温，入脾、胃、肾经，能养胃健脾、补肾强筋、活血止血。药王孙思邈曾说："栗，肾之果也，肾病宜食之。"《玉楸药解》中说："栗子，补中助气，充虚益馁，培土实脾，诸物莫逮。"

肾乃人之先天之本，常食板栗可以补益肾气、强腰脊，除了能缓解腰膝酸疼，还可以强健筋骨，坚固牙齿，延缓衰老。另外，板栗色黄，是脾色，味甘，也能温补脾气，比较适合脾胃虚寒、大便不成形的老人和孩子食用。

板栗虽美味，但不宜多吃，吃多了会导致气滞难消，反倒损伤脾胃，而且板栗糖分高，糖尿病患者应少吃。

❀ 山药加板栗，补脾益气力

板栗能做的美食很多，可以做成栗子酱，可以煮粥、煲汤，也可以做成糕点，而做给孩子吃，味道就不要过于甜腻了，可以用点山药。

板栗、山药已经就位，我们来看看如何把它们融合为美食吧！

山药栗子糕

原料：铁棍山药 150 克，板栗仁 100 克，椰汁、玉米油、白糖、熟芝麻适量。

做法：山药上锅蒸熟，加点白糖压成泥。把板栗煮熟，然后加入适量椰汁，用破壁机打成泥，将板栗泥倒入锅中，加少量油，开小火，不断翻炒至抱团。然后取一小块山药泥，压扁，包入板栗馅，收口压成小饼，最后撒上芝麻，装盘即可食用。

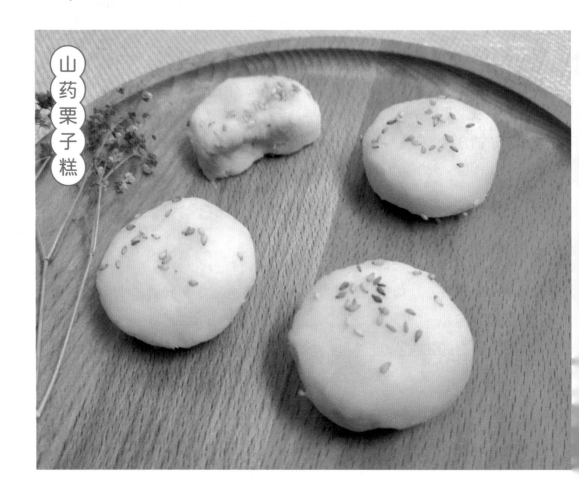

山药栗子糕

要把山药泥和板栗泥稍放凉一些，这样才能更好地成型。这道菜没有添加复杂的调味料，还是比较健康的。细腻的山药泥包裹着香甜的板栗泥，绵绵软软，好似在口中融化，吃着吃着，心情都会愉悦起来。

8 温中散寒，
喝胡椒菌菇暖身汤

❀ 寒露过后，要提高身体抗寒能力

一过寒露节气，气温连连下降，着凉感冒的人不少，大人、孩子纷纷中招。

所谓"白露身不露，寒露脚不露"，过了白露和寒露，大家都应该穿上长袖长裤，换上保暖的鞋袜，把自己捂得严严实实，不给寒风进犯的机会，感冒的风险自然就会降低。

如果不小心着凉，身体发紧，开始流鼻涕、打喷嚏，相信大家也知道一些处理办法，比如冲热水澡、煮红糖姜水、煮山药水、苏叶水泡脚等，让身体微微发汗，最好再睡一觉，一般也能驱散寒邪，让身体得以恢复。

日常温暖身体，提高抗寒能力，我们可以做些什么呢？

首先，大家一定会想到泡脚。老话说：足下暖，一身暖。睡前泡泡脚，不仅解乏，还能把温暖的力量传递到全身，更有助于一夜好眠。

其次，要温暖脾胃中焦。脾胃最是喜温恶寒，吃些热乎的东西，胃里暖暖的，脾胃就有充足的力量滋生阳气，化生气血，推动气血运行。阳气一升发，气血一通畅，身体也会迸发出层层暖意。

❀ 胡椒菌菇暖身汤养脾胃，散寒气

热乎的东西，莫过于汤粥，可以选择滋养脾胃、温中散寒的食材，如果想提升一下孩子的"火力值"，那就不要错过这道胡椒菌菇暖身汤。

胡椒菌菇暖身汤

原料：平菇 3 朵，香菇 2 朵，山药 200 克，去芯莲子 30 克，白胡椒粉 1 小勺，生姜 3 片，油、盐适量。

做法：莲子提前浸泡 3 小时，把平菇撕成小块，香菇切小片，山药去皮、切段。在锅内倒入适量油，放入菌菇和姜片炒香，然后倒入山药、白胡椒粉，继续炒香，加适量清水，把莲子全部倒入，大火烧开后转小火，炖 1 小时。出锅前加点盐调味即可。

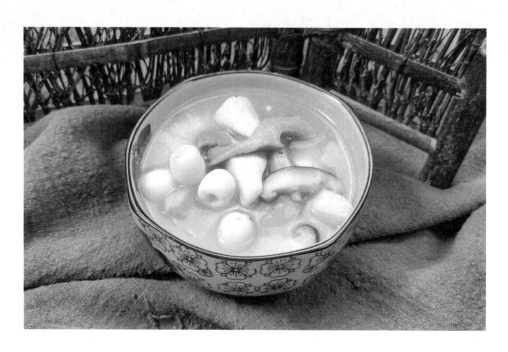

从中医角度来看，食用菌类基本是味甘、性平的，能益胃健脾、补虚、益肾精。而从营养的角度来看，菌菇含有较高的蛋白质、碳水化合物、多种氨基酸和维生素，常吃菌菇可以提高身体免疫力，调节血脂，捍卫细胞健康。孩子食用菌菇能使营养更加全面、均衡，更有助于生长发育。

山药能补脾养胃、生津益肺、补肾涩精。莲子"乃脾之果也"，莲子肉最善补脾，同时莲子还有清心安神的作用。莲子和山药都是平和健脾之物，并且色白入肺，秋季食用也有益于养肺。

白胡椒是辛热之品，能温中散寒、下气、解毒。《日华子本草》中说白胡椒，"调五脏，止霍乱，心腹冷痛，壮肾气，主冷痢，杀一切鱼、肉、鳖、草毒"。白胡椒独特的香气能够振奋脾胃、开胃行气、温暖阳气、散寒解表，秋冬食用能暖身，春夏季食用则可以排湿气。

生姜辛温，能解表散寒、温中止呕、化痰止咳。在这里，生姜不仅用来调味，也为温暖脾胃中焦添了一份力。

五谷杂粮，油盐酱醋，有人嫌弃厨房杂乱琐碎，但在中医眼中，厨房里可是蕴藏着大智慧。

秋食芋头正当时，润肠通便

　　每到秋冬，天气变凉的时候，大家总爱喝一些热乎乎的奶茶。虽然总说喝奶茶不健康，但是现在的奶茶的确在做应时应季的变化，前一阵有的店用银耳雪梨做主打，而到秋冬季节，板栗、芋泥类的新品也是层出不穷，让人不禁感叹，原来奶茶也在向养生和健康的方向发展呀。

　　仔细观察会发现，芋泥类的新品一直占据着销量榜首，可见大家对芋头的喜爱。它不仅口感软糯，还极具饱腹感，做成甜品后，香甜绵软，回味十足。

　　秋季正是吃芋头的季节，这小小芋头可是药食同源的好东西呢。

　　芋头，又叫毛芋、芋艿，富含淀粉，既可当菜食用，也可作粮充饥。中医认为，芋头味甘，性平，入肠、胃经，能健脾补虚，散结解毒。《本草拾遗》中说芋头"吞之开胃，通肠闭，产后煮食之破血，饮其汁，止血、渴"。《滇南本草》中说它"治中气不足，久服补肝肾，添精益髓"。

　　芋头甘平，具有调中补气、消痈散结之功。气色白，质黏，入脾

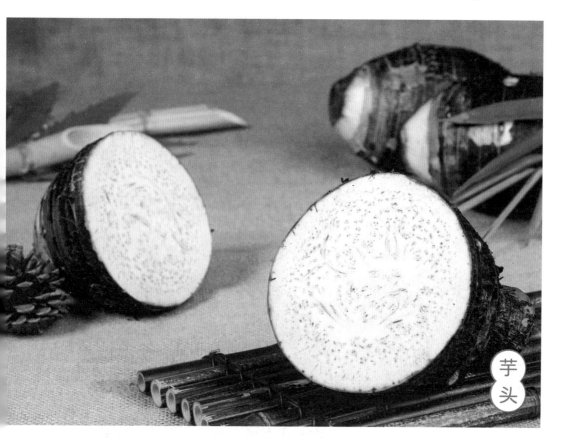

芋
头

胃经，能健脾利湿。而脾主运化，滋生五脏六腑，输布营养精微，所以常吃芋头能滋养脏腑，填精益髓，令皮肤润泽。又因为芋头质软好消化，同时富含膳食纤维，所以能润肠通便。

现代研究发现，芋头营养丰富，含有大量的淀粉、矿物质及维生素。芋头属于碱性食物，还可以用来防治胃酸过多。芋头中氟的含量较高，因此又能洁齿防龋、保护牙齿。

从前只知道芋头好吃，了解完芋头有这么多好处，大家是不是蠢蠢欲动，想快点品尝到芋头做的美食了呢？下面就教大家一道美味的菜肴——芋头丸子！

芋头丸子

🥣 **原料**：芋头 200 克，肉馅 200 克，八珍粉 10 克，葱花、盐、胡椒粉、生抽、蚝油、木薯粉适量。

🍲 **做法**：将芋头去皮，擦成丝，把肉馅倒入芋头丝中，加入适量的盐、胡椒粉、生抽、蚝油，再加入八珍粉、适量木薯粉、葱花，抓拌均匀。然后把抓拌好的肉馅团成等量大小的丸子，冷水上锅蒸 25 分钟，出锅后，撒上葱花即可享用。

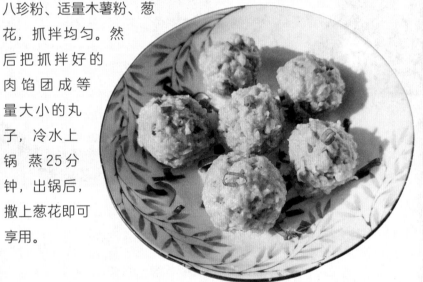

这道芋头丸子，用料比较简单，可以根据孩子的口味再加点香菇丁、虾米或者火腿肠，口感会更丰富，味道更好。调味料虽然多，每种少量添加就好，毕竟孩子的饮食还是以清淡为主，有些咸味就已足够。

应季的食物必有它出现的道理，秋冬过渡之时，应季食材多平补，正好为身体健康添砖加瓦，增强抵御外邪的力量。

"补冬不如补霜降"，椰香血糯米粥补脾养气血

❀ 霜降时节怎么养好气血

霜降节气是秋季的最后一个节气，也是秋季到冬季的过渡。天气渐冷、初霜出现，干冷的空气令秋燥更明显，昼夜温差增大也给了寒邪很多侵袭人体的机会，所以在此时节，我们更要提早防范，于内对身体做好滋补和调整，于外增添衣物，购置好保暖装备。

老话说得好，"补冬不如补霜降"。的确，霜降是一个调养身体的珍贵时机，未来还要应对漫漫寒冬，一定要提前为身体打好基础。那我们能做些什么呢？当然是补足气血，养好脾胃，保护好津液。

1. 养气血

血是液体，具有液体的属性，寒则凝滞，暖则通畅，而随着气温降低，我们体内的气血运行也会变得缓慢。血液是带着温度循行全身的，如果气血不足，循环不畅，身体就会觉得发冷，手脚冰凉。养好气血不仅是为了面色红润有光泽，也是在自我升温，提高抗寒能力。

2. 补脾胃

脾胃是后天之本，气血生化之源。我们吃进肚子里的所有进补之物都要靠脾胃来吸收营养，然后转化为气血津液输送至全身，所以一切进补的前提都是脾胃强健，养好脾胃才是增强体质的关键。

3. 保护津液

霜降时节，气候仍以燥气当令，干燥的气候环境很容易消耗人体的津液，再加上此时天气变得寒冷，一不小心就容易感受凉燥。所以在注意保暖的同时，也别忘了保护津液，多吃些润燥生津的食物，多喝些汤汤水水，身体会得到滋润，觉得舒服很多。

❀ 霜降给孩子吃椰香血糯米粥，
提升身体防御力

孩子的身体还未发育完全，体质较弱，秋冬更是容易生病，而且缠绵难愈。所以更要抓住霜降这个机会，尽力把孩子身体的防御力提升起来，孩子不能像成人那样吃名贵的补品，还是喝碗热粥最暖身心。

椰香血糯米粥

原料：血糯米 100 克，山药 50 克，莲子 20 克，花生 20 克，大枣 3 枚，红糖、椰汁适量。

做法：将血糯米、莲子、花生提前浸泡 3 小时，山药去皮、切小块，大枣去核、剪碎。把所有食材倒入锅中，大火烧开转小火，煮 40 分钟，然后加入红糖，再倒入椰汁，搅拌均匀即可饮用。

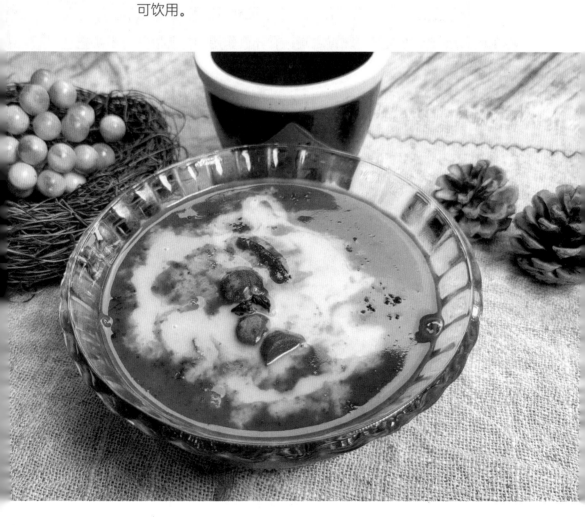

血糯米即血糯米，也叫紫米，颗粒均匀，颜色紫黑，食味甜而不腻，能够开胃益中、补血养气。

血糯米跟山药一起熬粥，可以强健脾胃；加莲子同熬，可以温中止泻；食欲缺乏的人，可以将血糯米跟猪肚同煮。血糯米还有养胃的作用，产妇吃血糯米粥，有助于滋补产后造成的身体虚弱，少年白发、贫血、肾虚者，也可以吃血糯米来补血、补肾。

山药益肾气、健脾胃、止泻痢、化痰涎、润皮毛。

莲子乃脾之果，莲子肉最善补脾。

花生健脾养胃、润肺化痰。这里更建议选用红皮花生，因为花生的那层红衣也是能补脾胃之气，有养血作用的，所以一定不要把它剥掉。

大枣味甘，性温，归脾、胃经，能补中益气、养血安神。

这道粥的味道甜甜的，口感糯糯的，山药、莲子、花生如开盲盒一般，每一口不知道会吃到什么，让人忍不住细细品味。

光吃不长肉的孩子，需要养脾胃

❀ 麦冬是养胃润燥的良药

深秋，又到了防范呼吸系统疾病的时刻。

肺脏属金，其母为脾。脾胃滋润则肺脏抵御外邪之力就会好，这就是五行理论常说的"培土能生金"；如果反之，肺燥金亏，金破不鸣，那么也很容易出现"子病及母"，肺脏被秋季的燥邪所伤，进而影响到脾胃的运化之力。这或许也是我们常说的"母子连心"吧，很多中医的思路都是源于数千年间对生活的观察和积累。

下边我就来分享一味能在日常生活中"滋润肺燥，养胃生津"的良药，它就是"白白胖胖体润多液，又善入煲汤茶饮"的麦冬。了解这味"药食同源"之物，你就可以轻松解决孩子不长肉、体能差、肤色暗淡、鼻腔干燥、反复咳嗽等问题。

李时珍说："麦须曰虋（mén），此草根似麦而有须，其叶如韭，凌冬不凋，故谓之麦虋冬……俗作门冬，便于字也。"

麦冬，又叫麦门冬，是百合科植物麦冬的块根，味甘，归胃、肺、心经，具有养阴润肺、益胃生津、清心除烦之力。野生的麦冬长得比较像小麦，而"麦"养脾胃，麦冬也能滋阴养脾，所以名字中有一个"麦"字；"门冬"的意思是这个东西长在门外，能凌冬不凋，也就是说它有一定的"寒凉之性"，同时也具有"抵御寒邪"的优良品质。

《本草正义》将麦冬的特点总结为"其味大甘，膏脂浓郁，故专补胃阴，滋津液，本是甘药补益之上品"。近代医家张锡纯在《医学衷中参西录》中解释得或许更容易理解一些，麦门冬"能入胃以养胃液，开胃进食，更能入脾以助脾散精于肺，定喘宁嗽，即引肺气清肃下行，统调水道以归膀胱。盖因其性凉、液浓、气香，而升降濡润之中，兼具开通之力，故有种种诸效也"。

也就是说，麦冬色白微黄，入肺胃之经，其性凉又能滋阴清心、除烦忧，如果用类比的方法来理解它，那"体润多汁"的麦冬，入肺经之力就像能够"润肺止咳的冰糖雪梨"，而它又比雪梨多了"厚脾胃"的能力，能够调理"胃有虚火，胃阴不足，只吃饭不长肉"之人，这样的麦冬又相当于"平价的石斛"。

也正因为如此，历代的医家对它都是青睐有加，从滋阴润燥的"麦门冬汤"到益气养阴的"生脉饮"；从养心安神的"天王补心丹"到清心除烦的"清营汤"；从润肺止咳的"清燥救肺汤"到润肠通便的"增液汤"，似乎需要滋润肺胃的地方，就能够看到麦冬的身影。

现在我们抛开复杂的方剂配伍应用，来聊聊麦冬简单的、日常的使用技巧。

❀ 不长肉的孩子喝麦冬煎养脾胃

在我看来，日常中的麦冬适合两类体质之人，其中之一就是只吃饭不长肉、喜食冷饮寒凉之物，经常排球球便，舌头红，鼻腔干燥，季节交替时容易无痰干咳的孩子。

因为，出现这样典型症状的孩子多属于"胃阴不足"的体质，如果到了深秋季节，燥邪为令之时，就应该多加防范。东北地区，秋燥的感觉会更明显一些，经常听家长说，孩子夜晚睡觉，鼻子就像"拉风箱"一样，呼噜呼噜地能抽上一夜，第二天早上就会发现鼻子里结着硬硬的鼻屎，下手稍不注意，还容易流鼻血。

其实，这都属于燥伤肺胃所致。《温病条辨》中焦篇说："燥伤胃阴，五汁饮主之，玉竹麦门冬汤亦主之。"麦冬要怎么用呢，其实，很简单，煮水就行，可以在家试试麦冬煎。

麦冬煎（用量以学龄期的孩子为例）

🥣 原料：3～5 克麦冬，蜂蜜适量。

🍲 做法：将麦冬洗净，放到一个干净的碗中，倒入一碗水（类似隔水蒸），蒸煮 20 分钟，取出后，加入蜂蜜，喝碗中的汤汁即可。

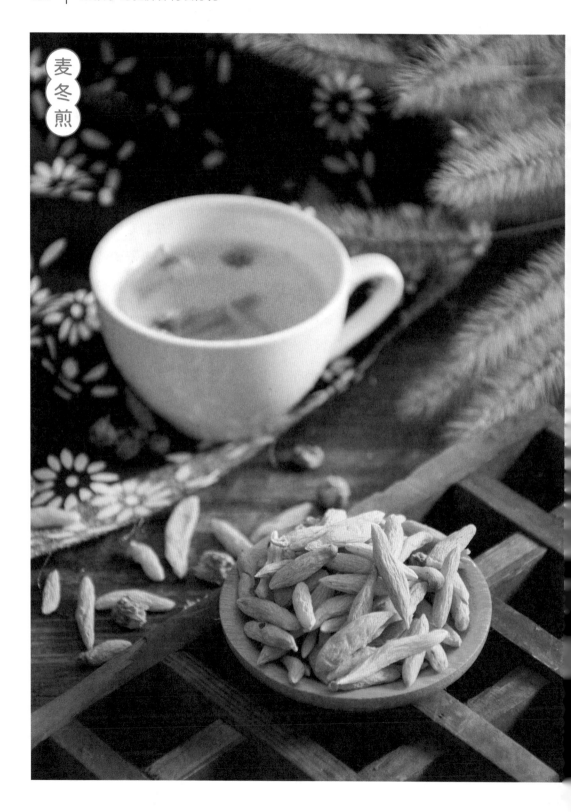

麦冬煎

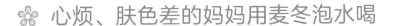
❀ 心烦、肤色差的妈妈用麦冬泡水喝

麦冬适合的另一人群，是经常心烦难安、舌尖溃疡、牙龈出血、面色晦暗、食欲差的妈妈们。《名医别录》说麦冬"强阴，益精，消谷调中，保神，定肺气，安五脏，令人肥健，美颜色"。《神农本草经》则说麦冬"主心腹结气，伤中伤饱，胃络脉绝，羸瘦短气"。

为什么麦冬很适合呢？胃内有火当然容易出现牙龈肿痛、出血，吃饭不香。胃火上攻，灼伤心阴，就会出现心烦难安、舌尖溃疡，心腹处郁闷之气难以舒展的感觉了。那么，如何用麦冬调理这样的体质问题呢？

王焘《外台秘要》中记载麦门冬饮：生麦门冬 15 克，陈粟米 30 克，鸡子 2～3 枚，淡竹叶 9 克，水煎去滓，入鸡子清（鸡蛋清）煮服之。治心劳热不止，肉毛焦色无润，口赤干燥，心闷。此属阴虚内热、津液不足之证。

我更喜欢直接用 6～7 粒麦冬，配 1 小把枸杞，日常泡水的办法。这个小方子也是一些经常外出授课的老师们保温杯中经常出现的配方。

12 杏仁豆腐，润肠通便，缓解孩子便秘

❀ 孩子便秘的两大原因

每次做食疗方，山药、莲子、芡实等补脾的食材都会高频出现，有的食材不仅能补脾，也有收涩的作用，于是经常有家长留言，问："便秘的孩子能不能吃呢？"

其实，这些食材主要是作用在脾胃上，通过滋补脾胃来提高脾胃的运化之功，对肠道的影响不大，所以不会加重孩子的便秘问题。如果家长担心的话，让孩子喝这些食材煲的汤水就好了，可以不用吃。

便秘的孩子，在饮食上的确要注意一些，但最关键的还是要解决便秘这一问题，孩子的身体并没有成人那么复杂，常见的便秘原因有以下两个。

1. 积食导致便秘

我们都知道积食会让孩子食欲不佳，不爱吃饭。积食日久还会入里化热，燥热内结，此时的大便就会变得干燥、坚硬，进而导致便秘。

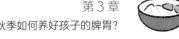

2. 阴虚导致便秘

肠道是需要津液来濡润的，阴虚的孩子体内津液不足，肠失濡润，粪便的通行就不顺畅，就会导致燥屎内结。而大便燥结没有及时排出或内热长期不清，日久耗伤津液，加重肠燥津枯，大便更会干燥如羊粪状。

❀ 吃杏仁豆腐，缓解便秘

想要缓解便秘，需要家长细心观察，耐心调理，及时为孩子消食导滞、滋阴润燥，日常想要辅助通便的话，可以用到杏仁。

杏仁分为南杏仁（甜杏仁）和北杏仁（苦杏仁），北杏仁个头小，南杏仁个头大，而且北杏仁一般作药用，要在医生的指导下服用，所以我们做美食常用的是南杏仁。

南杏仁味甘，性平，能润肺平喘、补益脾胃、润肠通便。因为杏仁富含油脂而质润，所以能利下行，缓解肠燥便秘之症。

便秘不严重的孩子，日常可以喝些杏仁露（超市里的杏仁露饮料就可以），有助于排便。还可以把杏仁做成一道甜点来缓解便秘，就是非常有名的杏仁豆腐。

杏仁豆腐，外表晶莹剔透，质感细腻，宛如一件艺术品，入口弹嫩爽滑，满满的杏仁醇香，从观感到口感，再到它对身体的调整之用，都很惊艳。

杏仁豆腐

原料：南杏仁 50 克，椰汁 250 克，水 250 毫升，白凉粉半袋，冰糖、蜂蜜适量。

做法：将杏仁提前浸泡 3 小时，然后倒入破壁机，加 250 毫升水，打成杏仁奶。把杏仁奶倒入锅中，加入椰汁、冰糖和白凉粉，用小火煮开，直至冰糖溶化（椰汁本就有甜味，可以根据喜好调整冰糖的用量）。然后把煮好的杏仁奶倒入模具，放到冰箱冷藏至凝固，最后脱模，切块，淋上蜂蜜即可食用（冰糖和蜂蜜，选用一种来增加甜味即可）。

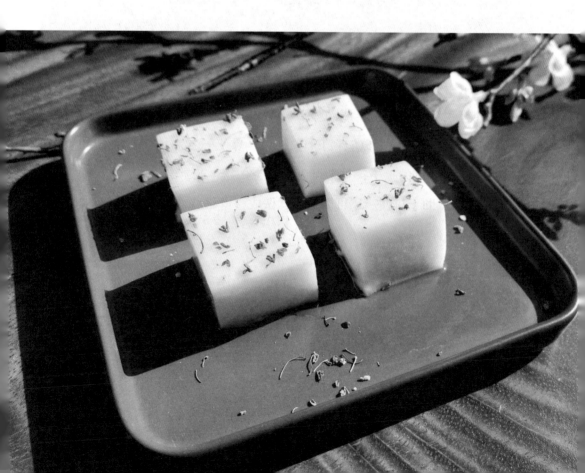

 # 健脾补虚，补足阳气，喝虫草花莲藕脊骨汤

✿ 把孩子的脾胃照顾好，
就能解决大部分的健康问题

孩子脏腑娇嫩，形气未充，身体各方面都没有发育完全，特别容易受到外界的影响，所以在成长的过程中特别需要守护。

外邪无处不在，中医里称"风、寒、暑、湿、燥、火"为六淫，这六淫其实就是六种邪气，每种邪气都会攻击我们的身体，引发不同的病痛。娇弱的孩子更容易成为外邪攻击的对象，外邪也很容易得逞，所以在日常生活中，我们要时刻防范，并帮孩子提高抵抗力，让外邪没有可乘之机。

中医把抵抗力叫作阳气，阳气充足，就会像屏障一样阻挡外邪的入侵，身体就会保持健康的状态，而阳气充足与否取决于脾胃，所以对孩子而言，把脾胃照顾好了，就能解决大部分的健康问题。

✿ 虫草花莲藕脊骨汤养脾胃、补阳气

根据孩子的体质特点，我准备了一道健脾补虚、增强体质的靓汤——虫草花莲藕脊骨汤。

一看这个名字，大家的第一反应一定是冬虫夏草，而不是虫草花。这两者是一回事吗？有什么区别呢？

冬虫夏草是野生的，具有独特的滋补之用，是我国传统的名贵药材。虫草花其实不是花，它是用人工方法培养出来的一种菌类，相当于一种"高级的蘑菇"，与冬虫夏草在成分上有很多相同之处，价格较低廉。

日常食疗用虫草花就足够，它性质平和，不寒不燥，多数人都可以食用，能补益肝肾、补精髓，增强人体的抗病力。另外，虫草花含有多种营养物质，丰富的膳食纤维能够加速肠道代谢，促进排便。用虫草花煲出的汤，味道独特，能让人食欲大开。

但是当虫草花用于孩子食疗的时候，用量不宜过大，一点点就可以了。

虫草花莲藕脊骨汤

🥣 原料：虫草花3克，山药1段，莲藕1节，玉米1根，猪脊骨200克，生姜3片，葱花、食盐适量。

🍲 做法：虫草花清洗干净，用清水浸泡半小时。山药去皮切滚刀块，莲藕去皮切片，玉米切小段，猪脊骨焯水，撇去浮沫，捞出备用。然后把所有食材倒入锅中，大火烧开转小火，煲2小时。出锅前加入食盐，撒上葱花即可。

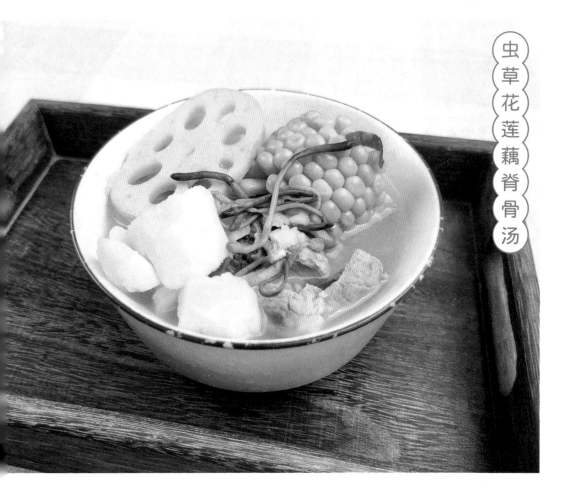

虫草花莲藕脊骨汤

怀山药健脾、补肺、固肾、益精；莲藕通调津液、健脾、益血生肌；玉米健脾渗湿、调中开胃、促进排便；猪肉滋阴润燥。

这道汤味道鲜美，营养丰富，健脾补身，能补足阳气，对养成健康的身体很重要。

吃玉米面小饼，
饮食粗细搭配健脾胃

❀ 多吃粗粮有益处

在城市生活久了，人们反而会向往悠闲惬意的田园生活，粗茶淡饭，返璞归真，仿佛心灵也会得到净化，整个人都会有所升华。不知道大家有没有这种想法，是否想让生活慢下来，给自己做减法？

回归乡野可能很难做到，相比之下，换换口味，享用一些粗茶淡饭就简单多了，粗粮虽然口感上不及米面细腻，但它对我们人体的好处可不少。

粗粮之所以"粗"，是因为它没有经过精制加工，因此天然的营养成分损失极少。

粗粮里富含维生素和矿物质，营养价值远高于精白米和精白面，还含有大量的膳食纤维，可以帮助肠道蠕动，排出毒素，预防便秘；粗粮需要更好地咀嚼，经常咀嚼也可以促进牙齿坚固，有利于保护牙齿；粗粮的饱腹感强，但热量比较低，有助于减肥；粗粮还有助于控制血糖，用粗杂粮代替部分细粮有助于糖尿病患者控制血糖。

❀ 补养脾胃，吃玉米面小饼

我们身边的粗粮有很多，大致分为谷物类、杂豆类、块茎类，下面，我选用的是金黄的玉米。

玉米味甘，性平，能调中和胃，利尿排石。《本草纲目》中说它能"调中开胃"。《医林纂要》中说它"益肺宁心"。《本草推陈》中说它"为健胃剂。煎服亦有利尿之功"。

中医里还有"五色入五脏""五味入五脏"之说，其中黄色为脾色，甘味补益脾气，所以吃玉米也对养脾有益。

玉米，煮着吃很美味，也可以换种吃法——用玉米面做香甜松软的玉米面小饼。

玉米面小饼

原料： 玉米面 100 克，面粉 180 克，八珍粉 20 克，开水 150 毫升，酵母 3 克，鸡蛋 1 个，白糖 15 克，油适量。

做法： 把开水倒入玉米面中，搅拌成糊，晾至温热，打入 1 个鸡蛋，再加入酵母、白糖，继续搅拌均匀，然后倒入面粉、八珍粉，搅拌成面絮状后揉成光滑的面团。盖上保鲜膜，把面团饧发至 2 倍大后，揉面排气，然后把面团切成等份的面剂，团成小圆球。把面球压扁成小饼，再压出花纹，全部做好后盖上保鲜膜，饧面 10 分钟，锅内刷油，把小饼烙至两面金黄即可。

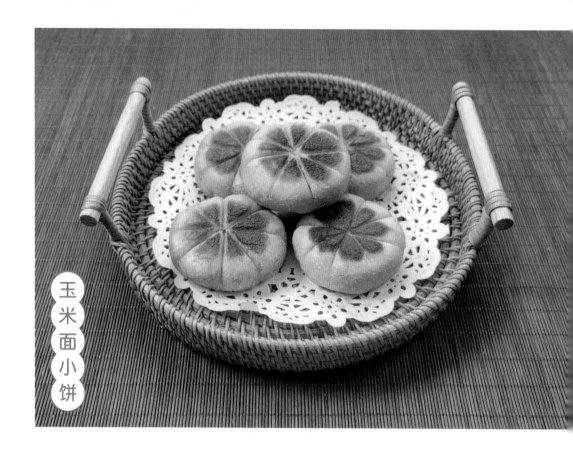

玉米面小饼

玉米面是粗粮，白面是细粮，将这两者结合，粗细搭配刚刚好。粗茶淡饭，不仅是一种饮食方式，也是一种生活态度，只要内心平静，云淡风轻，处处都是自己的"田园"！

秋冬季节润肺止咳，
喝珠玉二宝粥

❀ 秋冬柿子虽好，不宜多吃

　　一年四季，循环往复，不知不觉间，草木枯萎凋落，满眼都是凄凉萧瑟之景，天气越发寒冷，行人脚步匆匆，没有人愿意在室外多停留。回到温暖的家中，吃着热气腾腾的饭菜，最让人感到幸福。

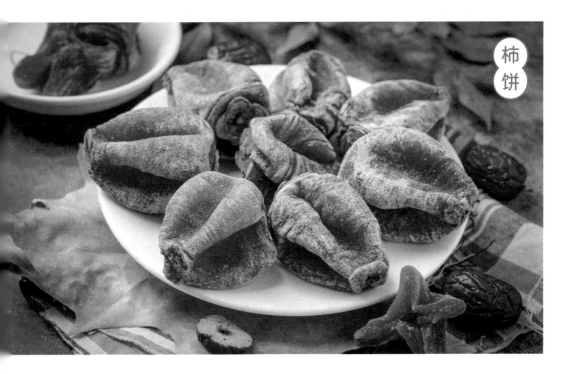

柿饼

世界是公平的，秋季虽少了些眼花缭乱的风景，但补偿给我们许多新鲜可口的果蔬，比如柿子，这个时节正是大量上市的时候，是一种不可错过的果品。

"色胜金衣美，甘逾玉液清"，成熟后的柿子色泽鲜艳，丰腴多汁，品种繁多，风味甜美，难怪会得到古人这样的赞誉。除了美味，在中医眼中，它还是健脾养血、润肺、清热生津的好东西，《本草纲目》中说柿"乃脾、肺血分之果也。其味甘而气平，性涩而能收"。

在秋冬，一种柿子做的小零食很常见，就是柿饼。柿饼也可以润肺化痰、补脾涩肠，《嘉祐本草》中说柿子"厚肠胃，涩中，健脾胃气，消宿血"；《日用本草》中也说柿子"涩肠止泻，杀小虫，润喉音"。

柿饼最吸睛的部分就是它表面的一层白霜，是柿子中的精华结晶析出的粉状物。《本草纲目》记载柿霜"清上焦心肺热，生津止渴，化痰宁嗽，治咽喉口舌疮痛"。柿霜可以缓解咽喉干痒，口舌疮痛；柿霜温水调饮，也能起到生津润喉之力。

柿子虽好，但其性偏涩偏收，所以并不适宜过量食用，那怎样食用柿子才能更好地发挥其养身之功呢？我们不妨来看看近代著名中医大师张锡纯是如何做的。

❀ 早晨喝珠玉二宝粥，止咳饱腹

张锡纯在《医学衷中参西录》中记载了一个方子，叫作"珠玉二宝粥"。此方非常适合秋冬季节食用，它平补肺脾肾，适用于容易咳嗽、食欲不佳、体型偏瘦、大便干结、容易气促多汗的孩子。

在尊重原方的基础上，我又加了些粳米，这样此粥更适合给孩子当作早餐，具体用量与做法如下。

(珠玉二宝粥)

原料：薏米 50 克，山药 50 克，柿霜饼 2 个，粳米 50 克。

做法：将薏米洗净，提前浸泡 3 小时；粳米洗净，提前浸泡半小时。将山药去皮切成小块，柿霜饼切成小块。在锅中倒入薏米，先煮 20 分钟，然后倒入所有食材，继续煮 30 分钟即可。

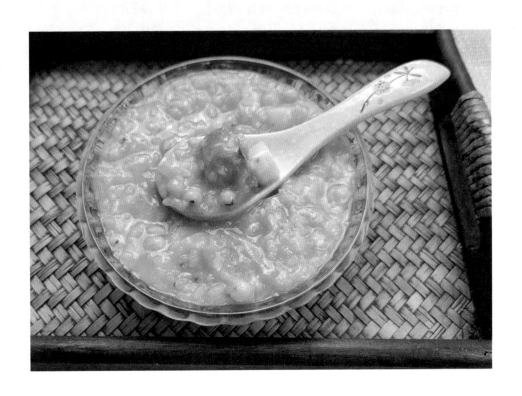

薏米圆润，纯白如珍珠，山药去皮切块后白净清亮如碎玉，所以这个粥得名"珠玉二宝粥"。但这里加入粳米后，粳米染上了柿子的颜色，于是粉嫩嫩的米粥很是漂亮。浅尝一口，食材软烂，还带着些柿子的酸甜，这奇妙的味蕾体验，大家可以尝试一下。

张锡纯为什么选用了这几个食材？它们搭配起来又是如何发挥作用的呢？我们来看看其中的道理吧。

张锡纯认为，"然单用山药，久则失于黏腻；单用薏米，久则失于淡渗，惟等分并用，乃可久服无弊。又用柿霜之凉可润肺、甘能归脾者，以为之佐使"。

山药平补脾肺肾，薏米健脾利湿、舒筋除痹、清热排脓，两者等量使用，既可以防止山药久用过于黏腻，又可以防止薏米久用过于淡渗，这样的配伍，久用没有弊端。柿霜润肺止咳、生津利咽。以上诸药合用益气健脾、补肺益肾、润肺止咳、生津利咽。

不得不感叹中医的智慧，就连日常的食材都被运用得如此精妙，原来中医早已融汇到了我们的生活中，这样"平易近人"的中医更有魅力，更值得我们去发现与学习。

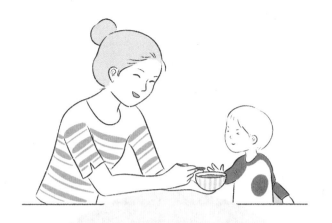

第 **4** 章

冬季如何养好
孩子的脾胃?

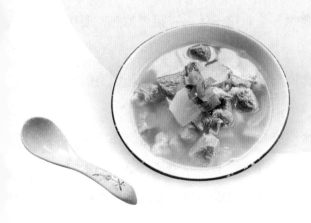

① 食物也分寒热温凉，冬季应该怎么吃呢？

❀ 从温度来说食物的寒热

冬季，怎么调理孩子的脾胃和饮食，才能让他阳气充足，少得感冒呢？

我讲过，如果溺爱孩子，任由孩子随便吃，就容易伤到他的脾胃。还有一些特殊的情况，比如家庭聚会，或者孩子考试结束去外边用餐等，都容易让孩子吃多。以上情况家长都要注意。

同时还要注意，冬季要让孩子尽量吃温性的或者温度是温的食物，少吃寒凉性的同时温度是凉的食物。除非孩子体内有很大的热，要用凉的食物去调整。

从寒热温凉的角度来讲，食物分温度上的寒热，还有药性上的寒热温凉。

从温度上来说，把东西从冰箱里拿出来就凉着吃，这会伤害人体的阳气，因为你要靠自己的阳气去温暖食物的冰凉温度，夏季偶尔吃点常温或者冰的东西还行，冬季，从中医角度来讲，切记不要吃凉的东西。

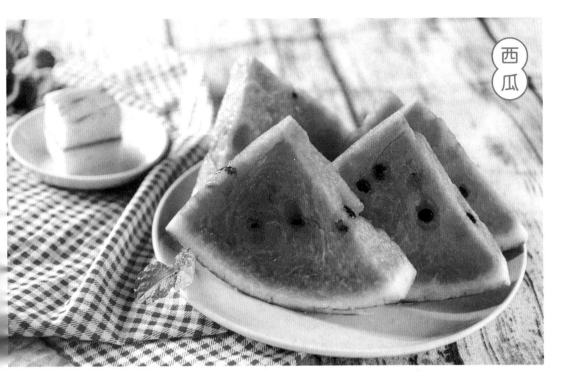

　　一般讲究的中医，立秋之后，西瓜这样的食物都不让吃了。但是现在很多家庭不懂这个道理，比如中秋假期带孩子出去旅游，酒店早晨的自助餐有水果，家长就给孩子拿来一排一排的西瓜块、哈密瓜块等，而且这些东西都是从冰箱里拿出来的，很凉，大早上给孩子吃，这绝对伤阳气，使孩子的防卫功能下降。所以，在冬季的时候，吃东西尽量要吃温的。

❀ 食物药性上也分寒热温凉

　　从药性上讲，食物也分寒热温凉。

　　凉性的食物。常见的凉性蔬菜有芹菜、竹笋、黄瓜、丝瓜、苦瓜；在水果里边，梨、甘蔗等都是凉的；在肉里边，猪肉、鸭肉是凉的；

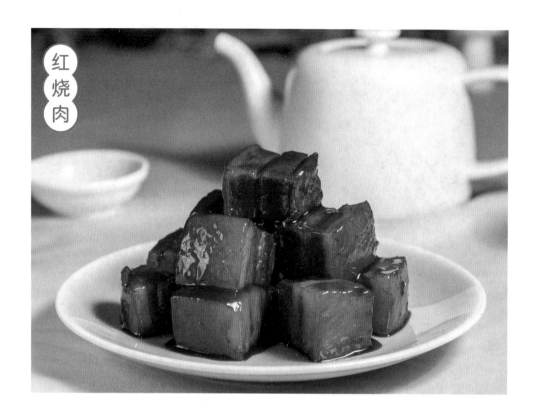

海鲜里边，海蜇、甲鱼、螃蟹、蚌、海螺等，都是凉的。

蔬菜不是不可以吃，做熟以后凉性会减少，但是一般会往里加点调料，矫正一下。在做性凉的蔬菜的时候，可以加点姜、大蒜等调料一起做。肉也是，吃红烧肉一般会加花椒、大料等调料一起炖，就是为了矫正猪肉的凉性。

冬季，家长给孩子做食物时心里可以多一个平衡标准，用调料纠正寒凉食物，这是中国人的智慧。

温热性食物都有哪些呢？

葱、韭菜、姜、大蒜等，都是温性的。

水果里，桃、山楂、杨梅、橘子、大枣、榴莲、荔枝、龙眼等，都是温性的。水果不都是寒凉的，有些水果，比如龙眼、荔枝，吃多了还上火。

肉类里，鸡肉、鹅肉、牛肉、羊肉，都是温性的。

海鲜里，鲤鱼、鲈鱼、带鱼、海参、虾、海虹，这些东西基本上都是温性的。

中医认为药食同源，所以从中医的药性来讲，食物也是分寒热温凉的，冬季的时候，除非是体内热特别大的孩子，冬季还是选择温性的食物，保护孩子的脾胃，这才是平安的饮食方式。

在烹饪方法上，冬季少做凉拌的菜，比如东北的大拉皮，吃完了胃一定不舒服，冬季要少吃。做菜的时候可以稍微加一点调料，调料基本是温热的，比如花椒、胡椒、大料、肉桂等，尤其是姜，可以适当加一点，冬季的寒冷凝滞，容易导致气血循环障碍，吃姜有利于气血通畅。

冬季预防感冒，首先要养护好脾胃

❀ 保护身体的阳气都是从脾胃来的

寒流不断来袭，气温也不断下降，这时候，很多孩子都会感冒，儿童医院里人满为患，很多家长特别痛苦。在这种情况下，中医怎么帮助预防孩子感冒呢？

首先，我们要知道孩子身体的阳气，即抵抗力从何而来。

孩子的抵抗力强，降温的时候，气血运行正常，外邪就不容易入侵。同样的年纪，同样的班级，降温了，有的孩子什么事都没有，学习、跑、玩一切正常，可有的孩子立刻就病倒了，两者相差在哪呢？差在阳气是否充足！怎么能让孩子的阳气充足呢？我们要知道孩子的阳气从何而来。

听过我讲座的朋友都知道，阳气从脾胃来，脾胃非常重要，它吸收食物中的营养物质，然后转化为身体中的气血津液，保护身体的营卫之气都是从脾胃而来的，所以脾胃转化食物营养的力量强弱非常重要。

❀ 如何保护孩子的脾胃？

冬季要重视脾胃，一定要把孩子的脾胃调好。家长要做些什么呢？

1. 别伤害孩子的脾胃

什么情况会伤害孩子的脾胃呢？就是乱吃。比如，东西好吃，孩子喜欢，就多给他做，这是一种爱孩子的表现，但如果孩子吃多了，会导致积食。

我觉得孩子的大部分身体问题跟积食是相关的，因为现代生活最大的特点是家长有条件爱孩子了，所以孩子吃多导致积食的情况特别多。比如，孩子考试结束了，家长带他出去吃，孩子喜欢吃意大利面，再来一个鸡翅，结果孩子这一顿的量顶平时的两顿，孩子的脾胃娇嫩，很容易就积食了。

各位家长记住，一定要防范这种特殊的情况，突然出现太多的美食，非常容易把孩子的脾胃一次性搞垮，一下吃多了，第二天就蔫了，脾胃的运化之力就下降了。

脾胃在推动营卫之气的运行中起主要作用，脾胃之功下降，营卫之气的运行就会出现障碍，然后外邪就会入侵。

我经常看到一种情况——生日聚会后，哮喘、过敏、发热的孩子非常多，诱因往往都是之前那一次聚会。对于这种特殊的情况，家长们一定要谨慎，这时候你的心里要有数，孩子能吃多少，差不多就可以了，吃多会伤到孩子。

2. 不要一切以孩子为中心

为什么这么说呢？其实现在普遍有这种倾向，一切听孩子的，比如有一天我外出吃饭，餐厅里进来了一对爷爷奶奶（也可能是外公外婆）带着一个五六岁的小女孩，很宠她，娇惯她。孩子进来后跟她爷爷奶奶说的所有的话，都是反问式的，"你怎么知道我爱吃呢？""你不知道我爱吃吗？"颐指气使的，嗓门特别大。

家长完全听孩子的，但孩子对营养学心里有数吗？对该吃什么心里有数吗？没数。他只吃自己喜欢的，稍微不喜欢的坚决不吃。所以我觉得让爷爷奶奶带孩子，尤其要谨慎，他们很容易娇纵孩子。给孩子吃多，积食了，脾胃就弱了，最终一有风吹草动就不断感冒。

我见到过太多这样的情况，偶然的生日聚会、考试结束的聚餐，这种突发性的是比较少的，而家里老人娇纵孩子，由着孩子吃，这样伤脾胃的情况是非常多的，所以我不断地给大家讲这个问题。

有的家长会想，孩子病了，找家长的问题干什么？其实我看到的多数孩子身体的失调，和家长有很大的关系。所以在冬季，气温下降的时候，一定要记住保护孩子的脾胃，不要让孩子的脾胃受伤。

3 养好脾胃，好好吃饭，才能健康成长

❁ 脾胃阴虚会导致孩子脾胃失调

俗话说"民以食为天"，"人是铁，饭是钢，一顿不吃饿得慌"。为什么有些孩子不喜欢吃饭，也不饿呢？

孩子不吃饭，根本的原因还是在于脾失健运，脾主运化，胃主受纳，脾胃运化无力，食物就无法消化，孩子就不觉得饿。

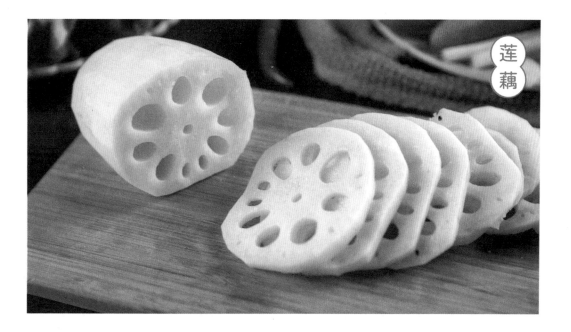

莲藕

脾胃调和，脾胃健运才会知道饿，想要吃饭。厌食虽然分很多原因，但最基本、最开始出现的一定是脾失健运，所以健脾运脾是一定要做的。

孩子刚出现脾胃运化不力、积食、不爱吃饭的情况，体质也不错，还是比较好调理的。

如果从脾失健运开始，不干预，任由其发展，脾胃会继续变差，到脾胃气虚、阴虚的时候，需要的调理时间就比较长了。病得时间长了，孩子的体质已经变差了，到这个阶段才开始调理，就不是短时间内可以解决的事情了。

孩子脾胃不好，不仅会厌食，还会伴有其他症状，比如生病频繁、易感冒、个子矮小等。脾胃对孩子特别重要，一定要重视脾胃的问题。

很多家长有一个误区，他们认为，脾虚了补脾就可以了，这原则上没错，但不能只补，最终目的是要让脾能运化，所以还要健脾、运脾。

❀ 孩子厌食吃核桃仁莲藕瘦肉汤

阴虚要养阴、滋阴也是正确的思路，但不能一味地只养阴，在养阴的同时要适当清补，辅以助运，这就是脾胃阴虚的应对思路。

脾胃阴虚所致的不思饮食，有几个特点，喝水多、口干、大便干、皮肤不滋润、舌红少苔、手足心热。这些特点和其他证型区别开。

脾胃阴虚导致的厌食可以用下面这个食疗方，来滋阴养脾胃。

核桃仁莲藕瘦肉汤

原料：莲藕100克，核桃仁20克，瘦肉丁50克，枸杞5克，葱花、油、盐适量。

做法：莲藕切丁，核桃仁掰碎。起锅烧油，油热后加藕丁，瘦肉丁煸炒，加清水煮。汤煮出香味，加入枸杞和核桃，继续煮，煮透以后加入盐调味，撒上葱花。

"乳贵有时，食贵有节"是孩子吃饭的原则，要有规律，有节制，没有规律和节制，就会导致脾胃受伤，脾失健运，从而出现不喜欢吃饭的情况，甚至产生厌食。

日常的喂养原则和预防积食是相通的，多带孩子去户外运动，增加孩子能量的消耗，多吃些粗粮，给孩子揉腹等，很多方法都适合厌食的孩子。

最后，还要提醒家长，这类孩子的脾胃调养需要长久坚持，慢慢地孩子就会爱上吃饭。

孩子吃多了油腻的食物，喝甘蔗萝卜饮清热解腻，防止上火

大家应该很有感触，在过年期间，各种坚果、膨化零食、甜品、油炸食品等，一不小心就会吃多，这轻则影响胃口，导致我们吃不下正经饭，重则反胃难受，有时候还会感觉烧胃烧心，好像有股无名火，搞得浑身都不舒服。

这是因为这些都是热性的食物，吃进肚子里不消化就会堵住脾胃中焦，食物在胃里腐败，发酵发热，所以会出现胃火。又因为中焦堵塞，气机运行受到阻碍，所以上焦容易郁热，体内津液也会被耗伤，出现烧得慌、上火的感觉。

吃出来的问题还得靠吃来解决，想要清爽解腻，化食下气，推荐两样食物——甘蔗和白萝卜。

甘蔗和白萝卜要怎么用呢？《山家清供》中记载了一种用法："止用甘蔗、白萝菔，各切作方块，以水煮烂而已。盖蔗能化酒，萝菔能化食也。"

甘蔗萝卜饮

原料： 甘蔗 200 克，白萝卜 150 克，冰糖适量。

做法： 将甘蔗、白萝卜，去皮、切小块；加水同煮，煮至萝卜烂熟；加少量冰糖，煮至溶化即可服用。

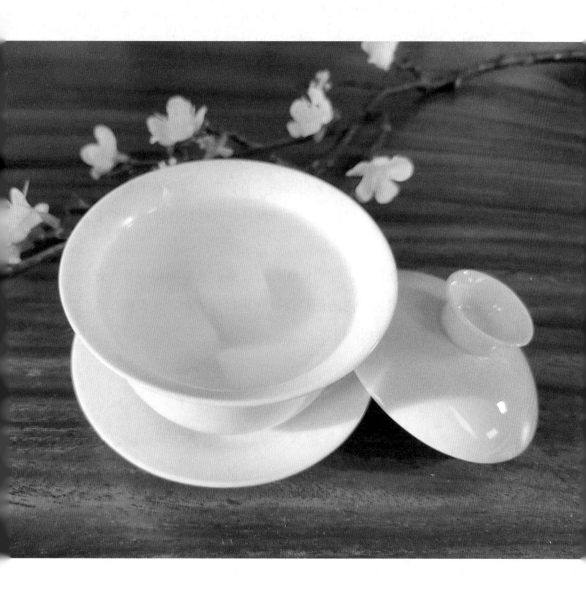

甘蔗味甘，性寒，归肺、胃经，能够清热解毒、生津止渴、和胃止呕、滋阴润燥。《日华子本草》记载它"利大小肠，下气痢，补脾，消痰止渴，除心烦热"。

甘蔗清甜多汁，含有丰富的糖分、水分，《随息居饮食谱》中记载"甘蔗，榨浆名为天生复脉汤"。这是因为甘蔗汁水能下气润燥，更能清热生津、滋补脾阴。《本草纲目》中又称"蔗，脾之果也"，这是因为甘蔗的甜味入脾，能助脾气。《玉楸药解》言"蔗浆，解酒清肺"，又言明了甘蔗解酒化食之功。同时因为甘蔗中含有丰富的机体造血的必备原料——铁元素，所以甘蔗也有"补血果"之称。

白萝卜也是我们的老朋友了，它味辛甘，性凉，能清热生津、凉血止血、下气宽中、消食化滞、开胃健脾、顺气化痰。

吃了肉食或油腻的食物后，吃点萝卜可以解腻爽口；胃胀烧心时吃萝卜可以消食顺气，化解上焦郁热。节日期间饮食不节制，很容易出现积食、阳气过盛、胃中虚热的情况，此时吃些性凉的白萝卜最合适不过了。

这个饮品清新润口，甘甜恰到好处，喝起来清爽沁心脾，好似一股无形的力量，消解体内的郁热，帮脾胃排忧解难，连着喝几天，脾胃轻松了，身体也会放松很多。

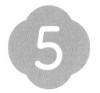

孩子吃粗粮养生窝头，健脾补气

在除夕这天，年夜饭是重头戏。

我们中国人的主食，现在大多是米、面这样的精细粮食，口感是好了，但很多营养价值也被破坏了，吃了这么久，难免有些乏味，于是吃点粗粮，粗细搭配，粗粮细作的饮食观念被大家重视起来了。如果你想把年夜饭的主食做些改变，不妨考虑一下下面的这款粗粮养生窝头吧！

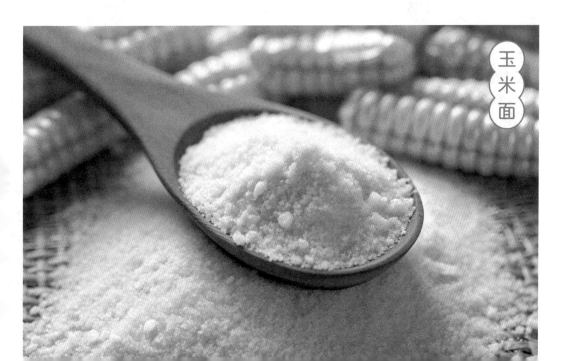

玉米面

枣香玉米面窝头

原料： 玉米面 100 克，面粉 200 克，八珍粉 20 克，鸡蛋 2 个，酵母粉 3 克，红枣碎适量，开水 100 毫升。

做法： 将开水倒入玉米面中，搅拌成糊，晾至温热，打入搅拌好的蛋液，再加入温水调好的酵母粉，继续搅拌均匀。然后加入面粉、八珍粉，揉搓成光滑的面团。盖上保鲜膜，把面团饧发至 2 倍大；取出面团，加入红枣碎，揉搓均匀排气；搓成长条，切成等份面剂，捏出窝头形状；上蒸锅，大火烧开，转小火蒸 15 分钟即可。

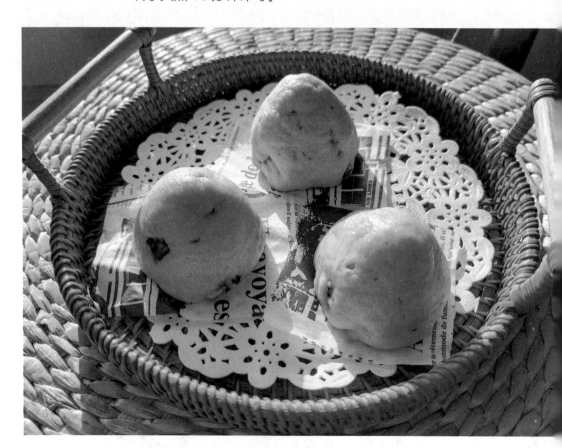

玉米，应该是最被大家接受的粗粮了，闻着清香，吃起来味甘，能健脾渗湿、调中开胃、益肺宁心。现代医学认为，玉米中含有丰富的不饱和脂肪酸、维生素、微量元素和氨基酸等营养成分，并且它饱腹感强，能刺激胃肠蠕动、加速排便，是一种营养丰富的健康食品。

有的人不喜欢吃玉米，觉得玉米粒外皮塞牙，咀嚼不彻底还不好消化，有的孩子吞咽不好，容易噎到、呛到，这时就可以用玉米面来解决这些问题。

玉米面完全保留了玉米的营养成分，并且改善了粗粮食品口感不好和不易消化的缺点。用玉米面和白面一起做面食，是粗细搭配的好办法。

做这个窝头的时候，没有加糖，这里面的甜味都来自红枣，大家可以多用一些红枣，味道会更香甜。而且红枣也是补益脾胃、补气养血的好东西，无形中让这个窝头又增加了些养生之力。

6 孩子冬季感冒之后，养脾胃是重中之重

❀ 孩子冬季感冒发热，要补养脾胃

冬季来了，很多孩子感染流行性感冒病毒、支原体、腺病毒后，出现了没精神、脾气大、咳嗽、食欲差的"愈后诸证"，我来介绍一些"应季的甘甜好物"，让孩子们可以开开心心地吃出精气神。

孩子经历的"每一场外感疾病"，都是身体和病毒在争分夺秒地进行着马拉松比赛。日常主动锻炼的孩子，跑起来会相对轻松一些；体质稍弱一点的孩子，跑起来就会慢一些，但冲过终点线的那一瞬间，都是拼出全力，大汗淋漓才完成的。

打这个比方是想说，虽然不同时段，不同地点的疫疠毒邪，在性质上略有差异，但其化火生热的属性不变。尤其是在反复发热、发汗退烧、疫邪久留的孩子身上，更会存在津液耗伤的情况，所以温病学派才会说"留得一分津液，就保得一分生机"，叶天士的"养胃汤"，吴鞠通的"益胃汤"，也都是基于这个道理所创立的病后调养之方。

❀ 给孩子吃红枣蒸苹果滋补津液

如果说冬季有什么应季的甘甜佳果，我想北方孩子脱口而出的就是苹果。

《本草经疏》言："胃主纳，脾主消。脾阴亏则不能消，胃气弱则不能纳。"如何能够补脾阴呢？苹果就是答案之一。

苹果，味甘，性凉，归脾、胃、肺经，具有生津止渴、清热除烦、润肺止咳、益气止泻、醒酒的功效，适合于久咳、腹泻、发热疾病后的调养。

《滇南本草》中就曾记载，"苹果炖膏名玉容丹，通五脏六腑，走十二经络，调营卫而通神明，解瘟疫而止寒热"，常服此膏可以清新口气，缓解胃内嘈杂不适、口渴咽干、大便秘结等问题。

而对于孩子的病后调养来说，我更习惯用"红枣蒸苹果"。

红枣蒸苹果

🥣 原料：苹果 1 个，大枣 3 枚。

🍲 做法：大枣去核，苹果去皮去核后，加入没过食材的水，开锅蒸
20 分钟左右，每周吃 1 ～ 2 次。

孩子能喝掉一碗汤汁，吃下三分之一的苹果，余下的可以给大人吃。孩子吃得很开心，也达到了滋补津液，养脾阴的目的。

有人会问苹果蒸熟后，其水溶性维生素是不是就被破坏了？

我想说，这是一定的，但不破不立，熟制的过程会让苹果中天然抗氧化物质含量大幅增加，多酚不仅能够调节体内的糖、脂代谢，也有助于清除体内的自由基，或许这就是熬煮后的苹果叫"玉容丹"的原因吧。

❀ 吃橄榄生津止渴

如果说属于北方孩子的冬季应季养阴甜品是苹果，那么属于南方孩子的冬季应季水果就是橄榄了。

橄榄又名青果，是一味药食同源的佳品，《滇南本草》言其可以"治一切喉火上炎"，《本草经疏》言其是"肺胃家果也"，《本草纲目》的解释则更为详细，它"生津液、止烦渴，治咽喉痛，咀嚼咽汁，能解一切鱼蟹毒"。

外感后，干咳难愈，口干口燥，食欲差的孩子可以用橄榄炖白萝卜（即简易版的"青龙白虎汤"）、橄榄炖脊骨、橄榄郁金汤、冰糖橄榄汁等调理，酸涩回甘之余才更能体会到那句"冬春橄榄赛人参"的美妙。

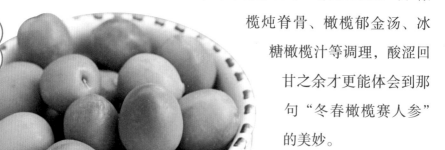

橄榄

如果一年跑一场马拉松，我们勤奋苦练或许还能从容应对，但怕就怕，一年来三场，还都在一个月内，这样的体力消耗可不是单靠日常锻炼就能够应付得来的。

在当下这种疫气、杂气乱入的年景中，对家长来说更需要形成一套"适合自家孩子的病后调理之法"，我们常说因材施教是提升学习效率的方法，而健康也是同理。

孩子脾胃不好，无非有三种情况：吃太多了，积食内蕴；先天不足，纳谷难消；病后调理不当，气阴不足。而想要打破孩子反复生病的循环，就要从"查二便""观舌苔""调养脾胃"开始。

对于食积不化的孩子，可以在炒米茶、鸡内金、山楂膏、焦三仙等思路中找方法；纳谷不运的孩子，可以增加他们面食的摄入比例，日常准备炒白扁豆、莲子汤、山药泥、茯苓粉、八珍粉、芡实糕等益气健脾的食疗方法；病后气阴不足的孩子，可以适当参与体育活动，增加体内阳气。

举个例子，东北的冬季寒冷，饮食上我更愿意给孩子选择一些"温胃暖脾"的食材，比如红薯、山药，孩子如果吃腻了，还可以选择南瓜，尤其是在外感病后，咳嗽、咳痰时。南瓜又称饭瓜，其性温、味甘，《滇南本草》言其能"补中益气，化痰排脓、止咳喘"，适合脾虚气弱，体倦乏力，病后咳嗽、咳痰的老人和孩子。

当然，因为每个孩子的体质不同，地处的气候环境不同，喜欢的口味更是天差地别，所以授人以鱼，不如授人以渔，希望每位家长都能琢磨出自己的食养之道。

孩子贫血，
吃桂圆红枣粳米粥

❀ 冬季气血不足，孩子易贫血

"小雪封地，大雪封河"，小雪节气过后，全国各地明显降温，土壤也随着温度降低开始封冻结冰。我们会觉得冬季的地面都变得硬邦邦的，在外面站一会儿，寒意会从脚心钻入身体。大地已经把热量耗尽，又到了因寒冷而冰封的时候。

如今，连大地都开始封藏了，我们更要顺应自然，躲避寒冷，收藏能量。其中的重中之重当然是防寒保暖，我来教大家一种暖身的思路——给孩子滋补气血。

温暖身体与气血有何相关呢？

血液是带着温度在全身游走的，气血足的人不仅面色红润，精神状态好，手脚也是温暖的。而气血不足的人，血液流动缓慢，并且不能温煦到四肢末梢，所以手脚不温，身上发凉，冬季也比一般人更怕冷。

现在的孩子，血虚的不少，很多孩子都有贫血的问题。这种孩子往往面色苍白，精力不佳，学习时无法集中注意力，总是健忘，天气冷的时候小手小脚冰凉，整个人越发虚弱。这样的孩子更要温养气血，补足亏虚，让身体恢复。

❀ 吃桂圆红枣粳米粥，补气血

那么补气养血，能用到什么药食同源的食材呢？我给大家推荐桂圆和红枣。

桂圆味甘，性温，归心、脾经，能益心脾、补气血、安神。《滇南本草》中说桂圆"养血安神，长智敛汗，开胃益脾"。《本草求真》中也说其"气味甘温，多有似于大枣，但此甘味更重，润气尤多，于补气之中，又更存有补血之力"。

红枣味甘，性温，归脾、胃经，能补中益气、养血安神。《神农本草经》中说红枣"主心腹邪气，安中养脾，助十二经。平胃气，通九窍，补少气、少津液，身中不足，大惊，四肢重，和百药"。

桂圆跟红枣虽然都能补血，但也是各有侧重的。大枣属于补气药，偏于"安中养脾"；桂圆才是补血药，偏于"补养心脾"。桂圆与大枣同用，则补气养血的功用更强。

粳米能补中益气、健脾和胃、壮气力、强肌肉。用粳米熬粥喝，可以滋养脾胃，补益身体。莲子补脾胃，也可以清心除烦，自带清凉之气，能中和桂圆、红枣的甘温。红糖暖胃补脾，既增加甜味，也有助于温补气血。

这个粥更推荐大家在早晨服用，一碗香甜的热粥下肚，补充水分，唤醒脾胃，温养身体，滋生气血，那种周身通畅的感觉会开启你一天的好心情。

桂圆红枣粳米粥

原料：桂圆干 30 克，红枣 5 枚，莲子 20 克，粳米 50 克，红糖适量。

做法：莲子提前浸泡 3 小时；红枣去核、剪碎；把粳米淘洗干净。将所有食材倒入锅中，加适量水，大火烧开转小火，炖半小时，最后加入适量红糖调味即可。

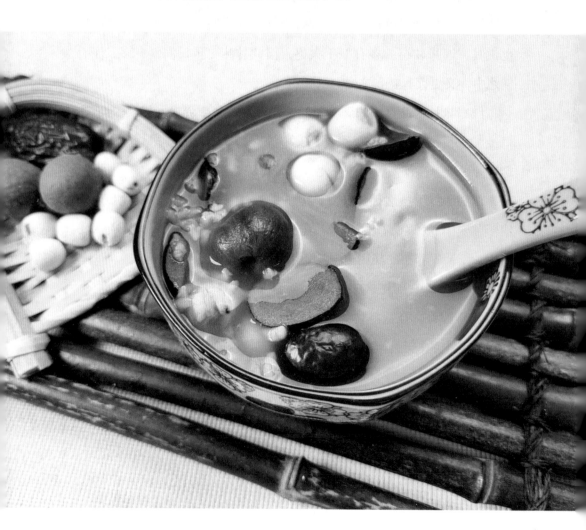

8 冬季吃核桃鸡蛋羹，滋养脾肾，温补气血

❀ 冬季吃核桃，温补脾肾

《月令七十二候集解》中说："大雪，十一月节。大者，盛也。至此而雪盛矣。"

大雪至，寒冬始。进入大雪节气后，寒气会越来越重，地面封冻，河流结冰，万物潜藏，休养生息。大雪之后便是冬至，这段时间是阴气最重的时候，所以我们要好好吃饭，好好休息，为身体提供养分，让身体累积能量。

我说过，冬季大家要温阳、养气血，这都有助于温暖身体，提高御寒能力。今天，我还要提示大家一点，那就是冬季也要注意养肾。

道法自然，人顺四时，冬气与肾气相通，寒与肾相应，所以寒冷当令的冬季最易耗伤肾的阳气，而肾喜温补，此时我们可以适当食用一些温性补肾的食物，如核桃。

核桃味甘，性温，归肾、肺、大肠经，能补肾、温肺、润肠。《本草纲目》记载核桃"补气养血，润燥化痰，益命门，利三焦，温肺润肠，治虚寒喘嗽，腰脚重痛，心腹疝痛，血痢肠风"。《食疗本草》称

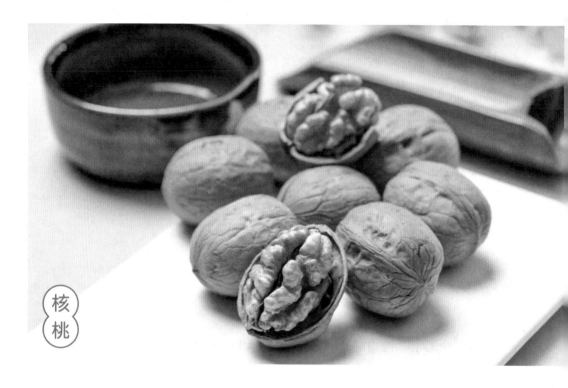

核桃

核桃"润脂肉……通经络气，润血脉，黑人髭发"。

核桃仁因为脂肪含量高，可使体形消瘦的人增胖；皮肤粗糙、干燥的人常吃核桃仁，则可以使皮肤变得润泽、细腻光滑，富有弹性；对于须发早白的人，核桃仁有乌发、润发的作用。由于核桃仁含有较多油脂，所以食用核桃还有助于润肠通便。

那吃核桃到底能补脑吗？

中医认为"脑为髓之海"，而肾为先天之本，主骨生髓，所以核桃并不能直接补脑，而是通过其补肾之功来达到补脑的目的。

❋ 核桃鸡蛋羹温补气血、健脾暖胃

核桃除了生吃，打核桃露，还可以跟什么食材配合食用呢？

核桃鸡蛋羹

原料： 核桃 6 个，鸡蛋 2 个，黑芝麻 3 克，大枣 3 枚，红糖适量。

做法： 鸡蛋煮熟；核桃取出核桃壳、分心木、核桃仁，将核桃壳与分心木装入药袋，提前煮 10 分钟；将大枣去核剪碎，再把其余食材全部放入，小火炖煮 15 分钟；捞出药袋，加适量红糖，煮至溶化即可。

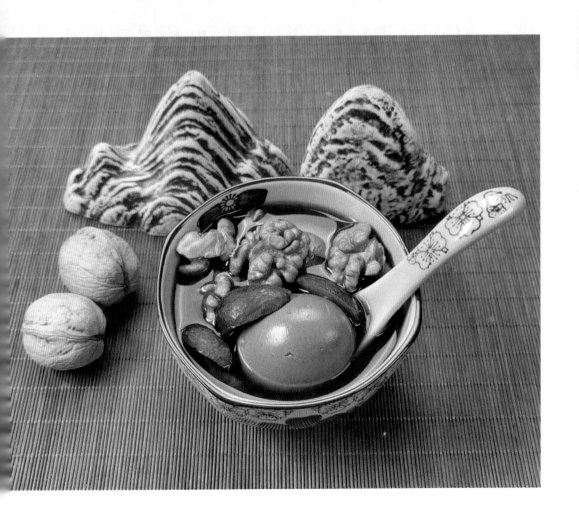

鸡蛋是高蛋白、高营养的食物，一直都被视为老人、儿童、孕产妇及病弱患者的补养佳品。而在中医看来，鸡蛋全身都是宝，《中国药膳学》中说："鸡蛋性味甘、平；鸡子清甘、凉；鸡子黄甘、平；凤凰衣甘、平。"

我们吃鸡蛋，一般都是吃蛋清和蛋黄。蛋清清肺利咽、清热解毒；蛋黄滋阴养血、润燥息风、健脾和胃。鸡蛋煮熟更好消化，还能温补脾胃。

黑芝麻补益肝肾、养血益精、润肠通便。大枣补中益气、养血安神。红糖暖胃、补脾、缓肝、祛瘀。

总结一下，这道汤羹能补充营养、温补气血、健脾暖胃、温养肾气，体内有热或者是阴虚的孩子，只吃里面的鸡蛋就行。

风雪渐盛，寒气累积，冬季主场作战，正派遣寒冷侵占每一寸土地，此时我们就该防守，默默滋养身体，提升阳气，这么看来，冬季也是调养身体的好时机。冬季，孩子的胃口不错，就可以把这些药食同源之品融入饮食中，每天给孩子补一点，这正是食疗养生的奥义。

寒冬腊月，散寒暖胃 喝红薯姜糖水

❀ 冬至之后散寒暖身，预防感冒

冬至过后，"数九"开始，此时的风冰寒刺骨，寒气也是无孔不入，一不小心，就流鼻涕了，接着打喷嚏、呛咳、浑身发冷等症状都找上门来了。在冬季，感冒可不是开玩笑的，此时我们更应掌握一些散寒暖身的方法，及时掐灭感冒的苗头。

之前讲过很多散寒的方法，比如温暖大椎穴、用紫苏叶水泡脚，只要孩子微微发汗了，就说明寒邪被解除掉了，避免了一次感冒危机。而食疗同样能发挥大作用，比如怀山药能补脾肺、扶助阳气，葱、姜等能辛温发散，关键时刻，这些食材都可以为我们所用。大家一定要学会它们的使用方法。

山药水：干怀山药片，一般成人用 50 克左右，孩子用 30 克左右，熬水，然后趁热喝下，令身体微微出汗就可以。

山药粉：怀山药粉用 2 ~ 3 调羹，先用少量温水调和成糊，然后用刚烧开的水冲下去，不断搅拌，此时会成为半透明的糊糊，稍微放温一点喝下，身体微微出汗即可。

葱姜汤：将带根须的大葱葱白切成片，3～5 片生姜，淡豆豉 2～3 克，加点红糖，开锅后熬 3～5 分钟，熬好后慢慢给孩子喝，喝到孩子微微出汗即可。

❀ 红薯姜糖水散寒暖胃

以上方法很简单，只要手边有原材料，几分钟就能制作出来，但有些家长反馈说"孩子用山药会便秘""葱姜汤味道比较重，孩子不喝"。既要取食材的散寒之力，又要保证味道，我就一定要为大家介绍这款红薯姜糖水了。

生姜味道辛辣，能解表散寒、温中止呕、化痰止咳。而红糖甘温，能温暖脾胃中焦，为身体带来温暖的力量。这两者搭配起来简直是散寒暖胃的绝配，并且红糖的甜味也能弱化一些生姜的辣，喝起来也好接受一些。

红薯软软糯糯，味道香甜，能补中和血、益气生津、宽肠胃、通便秘。根据中医五色入五脏的原理，"黄色益脾胃"，所以红薯就属于温补脾气之品。它还含有大量的膳食纤维，在肠道内无法被消化吸收，因此能刺激肠道，增强蠕动，起到通便排毒之用。

花生属于甘润之品，果仁健脾养胃。

花生有红衣、白衣之分，要如何选择呢？红对属赤色，对应心，心主血，故而补血止血者，红衣花生最佳；白对应肺，肺主气，补肺补钙者，白衣花生更优。大家按需求来选用就好。

这道红薯姜糖水，汤水的甜中透着一些辛辣，不过有红薯和花生作掩护，辣味没有那么明显，吃吃喝喝的反倒别有滋味，寒冬时节喝上一碗小甜汤，散寒暖胃，温补气血，心里也美滋滋的。

红薯姜糖水

原料：红薯 1 个，生姜 5 片，红皮花生 30 克，红糖适量。

做法：将花生提前浸泡 2 小时；红薯去皮，切滚刀块；生姜去皮，切片；把所有食材倒入锅中，大火烧开转小火，煮 30 分钟；出锅前加点红糖调味即可。

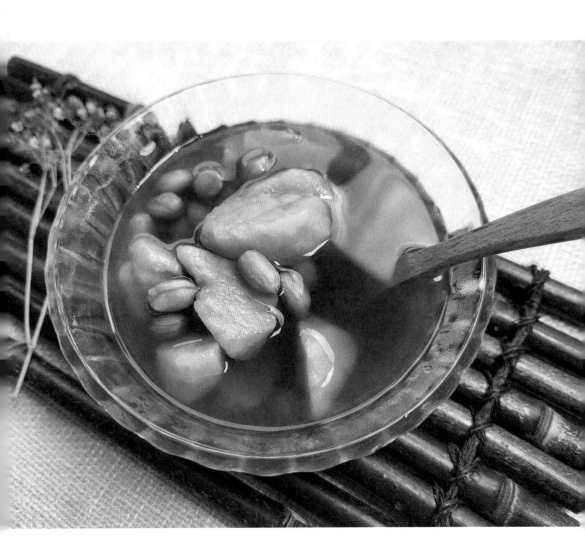

10 嘴唇干燥、脱皮，跟脾胃脱不了关系

❀ 嘴唇起皮、开裂，可能是得了唇炎

有家长问："每年冬季，孩子的唇周都会有一圈红肿，嘴唇还会起皮、开裂。唇膏、香油、凡士林都用上了，可来年冬季还是会犯，有什么办法呢？"

如果孩子出现了上面这种情况，很可能是得了唇炎。

唇炎是发生于唇部的炎症性疾病的总称，是指口唇部皮肤在各种因素刺激下发生的急性或慢性炎症，可见口唇及其周围皮肤肿胀、干燥、脱皮、瘙痒、疼痛等一系列表现。

人的唇部黏膜厚度只有皮肤的三分之一，对干燥的空气、低温、冷风等环境因素特别敏感。当人们用舌头舔嘴唇时，唾液带来的水分不仅很快蒸发，还会带走唇部本来就很少的水分，导致唇部出现反复干燥、脱屑、胀痛、痒、渗出、结痂的情况，时轻时重。

冬季这种大风寒冷的气候，一定会伴随身体水分流失，此时唇炎的中招率要比平时高出很多，无论是成人还是孩子都要格外注意。若保护不当，不但影响美观，还容易反复发作，造成嘴唇越舔越疼，越

疼越想舔的恶性循环。

唇炎，中医里叫"唇风"。另外，中医里面论述的"唇茧"或者叫"茧唇"的内容，虽然不全是此病，但是其中部分内容也与此相关。

❁ 脾虚血燥导致的唇炎，喝四物消风饮加减

前面说了，唇炎有可能与寒冷、干燥的季节，舔唇、咬唇等不良习惯有关系，同时也跟精神因素有关，如烦躁、焦虑、愤怒等。《黄帝内经》曾云："脾气通于口"，"脾之荣在唇"，所以对于儿童来说，造成唇炎的因素里，脾胃占比较大。

脾，开窍于口，其华在唇。嘴唇的色泽，揭示了人体的气血是否充盈和脾胃的消化吸收是否健运。从这点就可以知道，这个病跟脾胃和气血有关。大部分有唇炎的孩子嘴唇是微红的，这可以辅助我们判断是虚证，因为嘴唇红润有光泽才是正常人的表现，所以证型可以用四个字来概括，那就是脾虚血燥。

脾虚血燥的孩子病情容易反复，严重的孩子还会嘴唇皲裂、渗血，同时会感觉嘴唇周围皮肤发热、发痒。而嘴唇本身的颜色反而淡白微红（不如正常人那么红），嘴唇皮肤会干燥起白皮，起皮屑，眼睛发干，舌质淡红，或者淡白无血色，舌边有齿痕。如果伴随阴虚，则会舌质发红，脉弱。

面对这种情况，大家可以试试四物消风饮加减。

这个方子里，熟地黄、当归、川芎、芍药，是经典的养血方剂——四物汤，但是这里并没有用四物汤的原方，而是在此基础上做了

四物消风饮加减

原料：生地黄 15 克，当归 9 克，赤芍 9 克，川芎 6 克，怀山药 9 克，白术 9 克，莲子肉 9 克，柴胡 6 克，蝉蜕 6 克，薄荷 6 克，麦冬 9 克，石斛 9 克，炙甘草 6 克。

做法：水煎服，早晚各服 1 次。孕妇忌用。

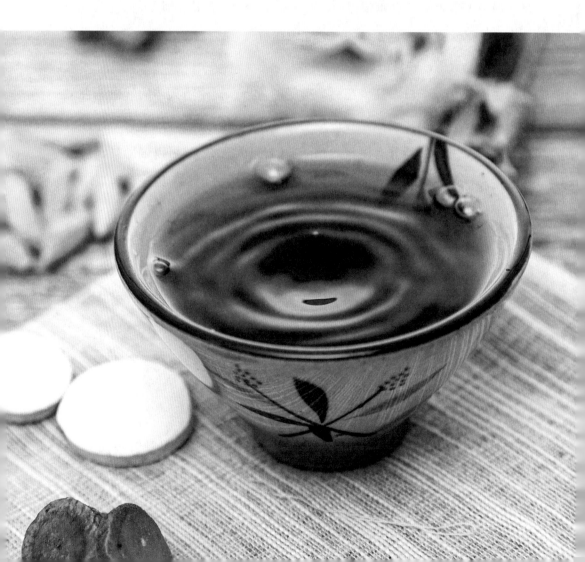

改变。因为血虚生风，多有热象，往往也会伴有虚热，所以这里用生
地黄代替熟地黄。配合了补脾的怀山药、白术、莲子肉，可以滋补脾
血。而麦冬、石斛滋阴，又可以帮助我们消除虚热，所以这个方子能
很好地缓解脾血不足。

这个方子，大人孩子都能用，但如果孩子有唇炎，且舌苔比较厚
腻，则可以酌情减量，比如，用一半或者三分之一的分量，同时加上
焦三仙各 6 克、炒鸡内金 6 克即可。

❀ 脾胃湿热导致的唇炎，
给孩子吃莲子山药粥和消食导滞粥

除了脾虚血燥之外，还有不少孩子嘴唇颜色较正常人更红一点，
颜色也更深一点，这就是脾胃湿热证。孩子脾胃湿热，通常跟吃了过
多辛辣厚腻的食物有关。

孩子脾常不足，消化能力有限，平常多吃几口油炸、辛辣、肥甘
厚腻的食物，就容易消化不好、损伤脾胃。脾胃一旦变差，水湿会运
化失调，就很有可能导致湿热内蕴，湿、热再与风邪相搏，体现在嘴
唇上，就是唇炎。这种唇炎除了嘴唇会发红之外，还会有小水疱、渗
液等其他症状，另伴有小便黄赤、口干、嘴巴黏腻、舌苔黄厚腻等湿
热的症状。

可以试试莲子山药粥。

莲子山药粥

🍵 原料：去心莲子 6 克，山药 9 克，芡实 6 克，甜杏仁 6 克，炒麦芽 6 克，白扁豆 9 克，焦山楂 6 克，粳米 45 克，白糖适量。

🍲 做法：把芡实、白扁豆提前浸泡 3 小时；除粳米外，所有材料下锅加水煮 30 分钟，去渣；放入粳米，小火熬至米粥软烂，服用时加适量白糖即可。每周吃 1 ～ 2 次。

还可以用消食导滞粥。

消食导滞粥

🍵 原料：白术 9 克，鸡内金 6 克，茯苓 9 克，谷芽 9 克，瘦肉 45 克。

🍲 做法：材料下锅，加约 2 碗水，大火烧开后转小火，煮 30 分钟即可，分次服用。

家长还可以给孩子做外用的桃仁猪油膏。

桃仁猪油膏

原料：桃仁 30 克，肥猪肉适量。

做法：把桃仁研磨成非常细的粉末；把肥猪肉放在锅里加热，使其出尽油，关火。在油放温的过程中加入桃仁泥，调和均匀，然后放到冰箱里，令其凝结，变成白色的油脂。每天用猪油涂抹嘴唇患处。

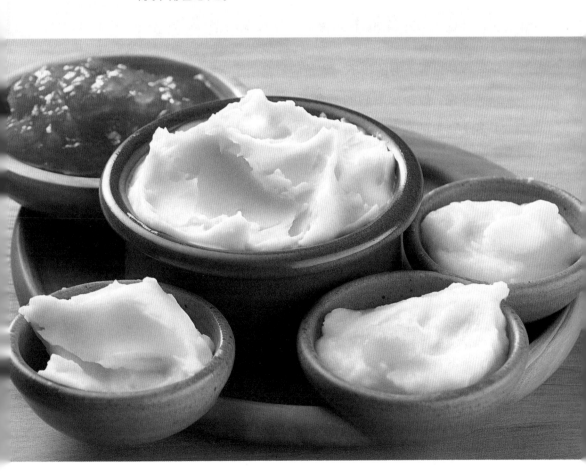

桃仁入心经、肝经和大肠经，是一味传统的活血化瘀药，它对皮肤病也大有好处。李东垣说得很明确，他认为桃仁可以"治皮肤血热燥痒，皮肤凝聚之血"，所以桃仁可用于唇风。单从药性上来看，桃仁质润，多油脂，因此有润燥滋阴的功效。桃仁善于活血，血行风自灭，血通痛自消，因此桃仁也有养血、止痛、除风、生肌敛疮的功效。诸多因素综合在一起，就让桃仁活血润肤的能力变得突出了。再加上猪油润肤之效，自然可以很好地改善孩子唇炎的症状。

❀ 我们应该如何预防和处理唇炎？

容易口唇干裂的孩子，家长应经常给予提醒。

首先，改掉舔嘴唇的不良习惯，并且注意饮食习惯的改善，让孩子多吃新鲜的蔬菜，如黄豆芽、油菜、白菜、白萝卜等，以增加维生素的摄取。同时减少热性食物的摄入，如煎炸、油炸、辛辣之品要避而远之。

其次，要及时补充足量的水分，让孩子适当多喝温开水，保持体液水分的均衡，减少嘴唇干裂的发生。唇膏使用得当，也可以很好地起到对唇部保湿的作用，最天然的唇膏，就是将少许香油、蜂蜜涂抹在嘴唇上。

当然，这些方法只是起到辅助的作用，如果孩子内在的问题解决不了，不管涂什么上去，唇炎还是会反复发作。另外，千万别用手扯干皮，一不小心，很可能就在一阵刺痛之后嘴角流血，还可能因为皮肤破损引发感染。

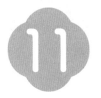 **冬季多吃温热食物，不要错过这碗健脾益气的养生粥**

❀ 冬季宜吃温热食物，适度进补

一年四季，气候不同，风景不同，饮食调护原则也不同，比如春季要少酸增甘，养脾气，扶助阳气；夏季要清淡饮食，清热消暑，健脾祛湿；秋季要滋阴润肺，润燥生津；冬季宜吃温热食物，适度进补。

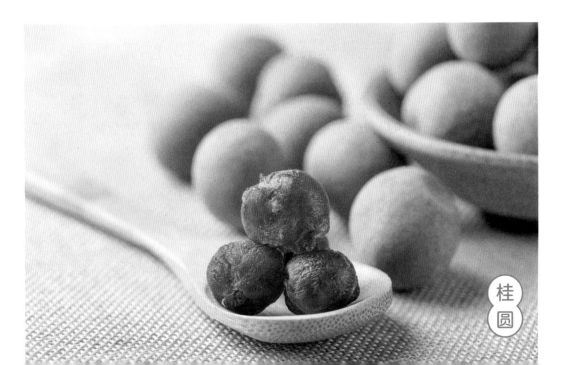

桂圆

进入冬季后，无论是从防寒还是保护身体的角度，都应该远离生冷的饮食，多吃温热的食物，这里的"温热"一方面是指食物的温度——要吃热乎的饭菜；另一方面也指食物的偏性——不要吃性寒凉的食物，多吃些甘温的食物，如牛肉、羊肉、桂圆、红枣等。

在冬季，给孩子喝些粥就特别合适，宋代学者张耒在《粥记》中说："每晨起，食粥一大碗。空腹胃虚，谷气便作，所补不细。又极柔腻，与肠胃相得，最为饮食之良。"清代医学家王孟英在《随息居饮食谱》中说："粳米甘平，宜煮食。粥饮为世间第一补人之物。"

粳米是大米的一种，米粒是椭圆形或圆形的，不像籼米那么长，也不像糯米那么黏，本就能够补中益气、健脾和胃、壮气力、强肌肉。用粳米煮粥时浮在面上的浓稠液体叫作米油或粥油，其营养价值丰富，对身体也有补益之功。天冷时，清早起床喝一碗热粥，不仅可以填饱肚子，补充体力，温暖身体，也可以温和滋养脾胃，同时为身体补充水分，可谓一举多得。

❀ 给孩子吃二参扁豆山药粥，健脾益气

如果你每天都在为孩子的早餐发愁，那不如在做粥上花点心思，好好研究一下粥的配方。这里为大家介绍一款健脾益气的养生粥，大家不妨尝试一下。

二参扁豆山药粥

原料：北沙参 10 克，太子参 10 克，炒白扁豆 15 克，山药 50 克，粳米 50 克。

做法：山药去皮，切成小块；把粳米淘洗干净；北沙参、太子参、炒白扁豆清洗一下，然后将炒白扁豆浸泡 3 小时。先将北沙参、太子参加水煮 20 分钟，捞出，倒入其他食材，再煮 30 分钟即可。

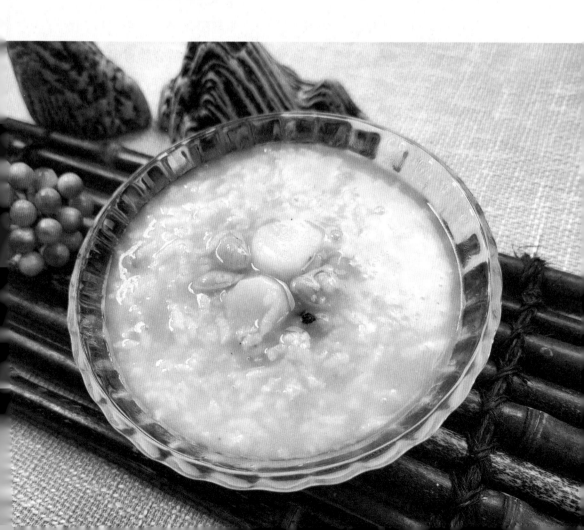

北沙参味甘、微苦，性微寒，归肺、胃经，能养阴清肺、益胃生津。

虽然秋季主燥，但在冬季，燥邪依旧很重，外在环境干燥，由于喜欢吃油腻、高热量的食物，身体内部多少也会燥热，耗伤津液，所以就要借助北沙参的养阴生津之力，帮我们化解燥邪，调节身体。

太子参味甘苦，性微温，归脾、肺经，能益气健脾、生津润肺。它又名孩儿参、童参，一听就是对孩子有益的东西，有近似人参的益气生津、补益脾肺之功，但力量较弱，药性平和，更适合体弱的孩子用。

白扁豆味甘，性微温，归脾、胃经，能健脾化湿、和中消暑。炒白扁豆，是将净白扁豆炒至微黄，它更擅长补脾，适合脾胃虚弱的人群服用。

山药平补脾肺肾，多吃能滋补脾胃、益气力、长肌肉，这也是一味百搭的孩子食补之品。

这道二参扁豆山药粥，健脾益气，又兼具滋阴润燥之力，能帮孩子增强体质，抵抗外邪，冬季可以常做给孩子吃。

冬季孩子易生病，所以家长更要注意未病先防，而防病强身，关键就在于阴阳平衡、经络疏通、气血调和，这些都可以通过饮食来调整，都需要脾胃的配合。为了孩子的健康，家长应多学习一些食材的搭配，把食疗调养坚持下去。

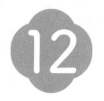 12 孩子吃糯米饭驱寒暖身、健脾祛湿

"小寒时处二三九，天寒地冻冷到抖"，小寒处于二九期间，数九寒天的威力自不用多言。在许多地区，小寒这天都有吃糯米饭的习俗。

糯米，无论是煮粥、蒸饭还是做成糕点，都是软软的，黏黏的，所以古人用"糯米"来称这种黏性稻米。自古以来，大家普遍认为糯米更香甜，含糖量比大米高，食用后感觉全身温和，能为身体储存热量，所以利于驱寒。小寒时节，阴寒较重，吃上一碗糯米饭也算是食补养身了。

中医看来，糯米味甘，性温，入脾、胃、肺经，能补中益气、健脾止泻。《本草纲目》中记载糯米"暖脾胃，止虚寒泄痢，缩小便，收自汗，发痘疮"。

糯米属于比较温和的滋补品，主要作用是温补脾胃，比较适合中气虚、脾胃弱的人群。不过糯米性黏滞，在食用时要把握好度，千万不要适得其反。

小寒所吃的糯米饭，有的地区喜欢加腊肉、腊肠，有的地区则是加红豆，无法兼顾所有人的口味，在这里为大家搭配一款更适合孩子食用的糯米饭，大家可以借鉴一下思路。

小寒糯米饭

原料： 芡实、莲子、薏米、赤小豆各 10 克，糯米 100 克，粳米 50 克，红枣 10 枚，油、盐适量。

做法： 将芡实、莲子、薏米、赤小豆提前浸泡 3 小时，然后下锅先煮 15 分钟；把糯米、粳米淘洗干净，浸泡半小时，沥干水分；红枣去核，剪碎。在炒锅内加适量油，加入泡好的糯米、粳米，撒点盐，炒至米微微发黄。把所有食材倒入电饭煲，加适量水（可以加之前煮豆子的水），搅拌均匀，选择煮饭模式。糯米饭煮好后，倒入红枣碎，搅拌均匀即可出锅。

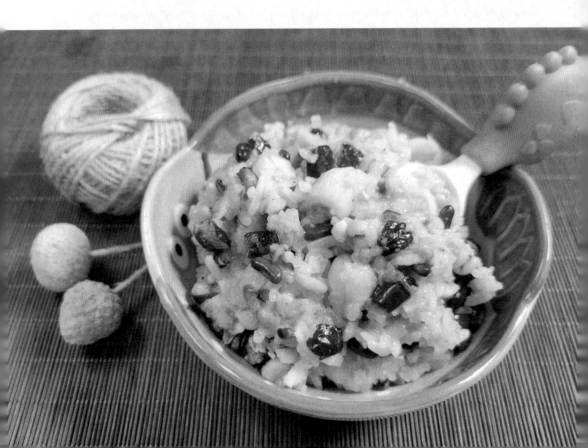

糯米口感比较黏，若单用糯米，可能过于粘牙，吃几口就会腻，所以加些粳米，会降低黏度，吃起来软糯适中，刚刚好。

芡实甘涩，甘味补脾，涩味固肾；莲子"乃脾之果也"，补脾的同时还能清心安神；薏米健脾补肺，清热利湿；赤小豆健脾利湿，利水消肿，解毒排脓；红枣补中益气，养血安神。

这个搭配有补有泻，芡实、莲子、薏米、红枣，都是补益脾胃的，薏米和赤小豆又是经典的祛湿组合。因为冬季雾霾天气频繁，而雾霾是以水汽为载体的，所以雾霾天气湿气会重。而天气寒冷，人体水液代谢容易不畅，如果再加上原本就脾胃虚弱，体内的水液无法及时排出，留在体内，湿气就重了。

冬季进补不是一味地滋补，也要根据情况而变，补的同时用一些泻的东西，既温暖了身体，又排出了水湿，不失为一个好办法。

13 冬季预防感冒发热，吃萝卜煎蛋汤面

❀ 萝卜虽然价廉，但被誉为蔬菜界的"小人参"

"冬吃萝卜夏吃姜，不用医生开药方"。

"萝卜上市，郎中下岗"。

"鱼生火，肉生痰，萝卜白菜保平安"……

每到冬季，我们一定会听到这些俗语，其中绕不开的一个主角就是萝卜，萝卜有什么过人之处呢？冬季吃萝卜又有哪些益处呢？

萝卜一直有"小人参"之称，中医认为，白萝卜味辛甘，性凉，入肝、胃、肺、大肠经，能够清热生津、凉血止血、下气宽中、消食化滞、开胃健脾、顺气化痰。

白萝卜能健胃消食，帮助消化，尤其是吃了肉食等油腻的食物后，吃些萝卜就可解腻爽口，胃胀烧心时吃萝卜可以消食顺气，化解上焦郁热。如果你的孩子喜欢吃肉又易积食，不妨常给孩子吃些白萝卜。

除了消食顺气，白萝卜还可以用来止咳化痰。萝卜性清凉，有一定的润肺止咳之功，尤其是冬季，人们常常会出现燥热痰多，肺部不

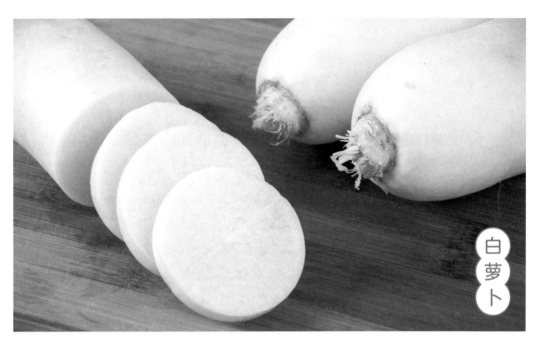

白萝卜

适等症状，此时把萝卜切成片，煮水，喝汤、吃萝卜，就能化热生津，缓解咳嗽。

另外，萝卜虽然价廉，但一身都是宝，比如，萝卜子在中医里又叫莱菔子，具有下气定喘、消食化痰之功；萝卜的嫩叶，具有消食、和中、理气的作用。这么看来，萝卜不愧是"小人参"。

❀ 多吃萝卜煎蛋汤面， 预防感冒、咳嗽、发热

冬季，人们喜欢进补，吃热量高的美食，这样就会出现积食、阳气过盛、胃中虚热的情况。而白萝卜性凉，善于清降郁火、化痰、消食、利大小便、清热解毒，的确能很好地调整我们的身体，我们还有什么理由拒绝用白萝卜做一道饱腹的食物呢？

萝卜煎蛋汤面

🥣 **原料：** 白萝卜半根，鸡蛋2个，八珍面60克，葱花、盐、胡椒粉适量。

🍲 **做法：** 白萝卜去皮，切成细丝，放入锅中小火炒软，盛出备用；继续开小火，用锅中底油煎鸡蛋，至两面金黄即可；倒入适量开水（一定是开水，这是汤色变奶白的关键），再放入炒软的萝卜丝，小火焖煮15分钟；然后加入八珍面，煮熟（一般煮2～3分钟即可煮熟）。最后撒点食盐、胡椒粉、葱花即可享用。

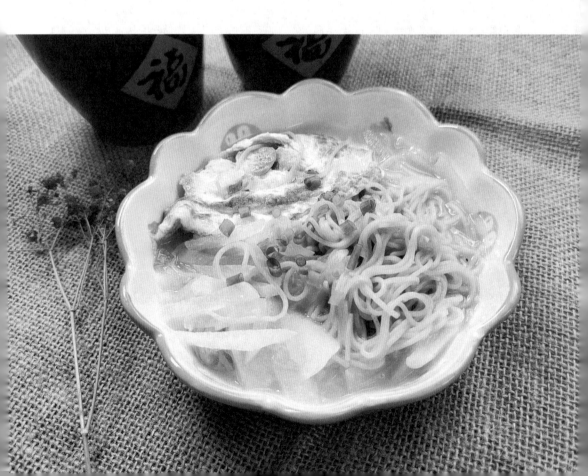

这道汤面的原型是白萝卜煎蛋汤，汤色奶白，味道鲜美，加上胡椒粉的温中之力，喝完后身体会生出一股暖意，足以驱散严寒，温暖这个冬季。面条的选择其实有很多，拉面、挂面、杂粮面都可以，依据喜好选用就好。

汤鲜美、面爽滑，一道简单的素汤面不仅能让孩子培补脾胃，还能消食解腻、清降郁火，快把它加到你的食谱上，冬日里多做给孩子吃吧！

冬季，感冒、咳嗽、发热又成了家长要对抗的强敌，这时一定要给孩子养好脾胃，补足阳气。"正气存内"，才会"邪不可干"！

14 冬季多吃"根"菜，给身体补足营养和能量

❀ 冬季吃"根"，是顺应四时的饮食之道

所谓"三九四九冰上走"，"三九"时节是一年中最寒冷的时期，三九严寒，南北方的人同步颤抖。尤其是北方，此时天寒地冻，长时间待在室外，任你保暖装备再全，也会手脚发凉，冻出鼻涕。这时，物理保暖收效就甚微了，还是吃点热乎的东西才能让身体缓过来。

吃点什么呢？在冬季，东北人就爱吃炖菜，铁锅炖、乱炖、猪肉炖粉条、小鸡炖蘑菇……各种菜品咸香入味，配着玉米面饼子吃，很舒坦。在这些炖菜当中，土豆、山药、南瓜、萝卜也是常用的食材，别看这些都很常见，其中也是有学问的。

俗话说："春吃花，夏吃叶，秋吃果，冬吃根。"冬季万物闭藏，动物会冬眠，大自然也会把能量封藏起来，封藏在哪里呢？当然是我们脚下的土地里。寒冷的季节，土地里长出来的东西是最有营养的，而根部是植物储存能量最多的部位，所以冬季多吃些根茎类食物，正是顺应四时的饮食之道。

不仅如此，根茎类蔬菜中含有丰富的矿物质和碳水化合物，可以

为身体提供较多热量，还可以代替主食，所以在吃根茎类食物的时候，可以适当减少主食的摄入量，这样既能增强身体的御寒能力，又能保证营养与能量的均衡。

❀ 红薯山药粥健脾益胃、宽肠通便

炖菜好吃，但既要调味，又要耗费时间炖煮，多少有点麻烦，我为大家准备了更为快捷好上手的粥品，用到的根茎类蔬菜为红薯和山药。当然大家也可以替换为其他食材，只要是适合孩子的，孩子愿意接受的，那就是成功的一餐。

红薯味甘，性平，能补中和血、健脾益胃、宽肠通便。

山药平补脾肺肾，非常适合脾胃虚弱的老人和孩子服用，补中益气、温养肌肉，经常食用能慢慢增强体质。

红枣甘温，能补中益气、养血安神。

桂圆甘温，能益心脾、补气血、安神。

这道粥无须加糖，只要细细品味，就能感受到食材自带的甘甜，而孩子的饮食本不该重口味，清淡而回甘，这才是最养脾胃的餐食。

除了温润养脾，红枣和桂圆也为这道粥注入了温养气血的力量，周身气血充盈而通畅，也会让身体产生源源不断的热量。

晨起一碗粥，唤醒脾胃，调动气血，徐徐为身体传递热量，这才是冬日清晨最惬意的打开方式吧！谁不想暖洋洋地开启新的一天呢？

红薯山药粥

原料：红薯 1 个，铁棍山药 100 克，小米 50 克，大米 50 克，红枣 3 枚，桂圆 5 颗。

做法：红薯去皮，切成滚刀块；山药去皮，切小段；红枣去核，剪碎；将小米、大米淘洗干净。把所有食材倒入锅中，大火烧开转小火，炖煮 30 分钟即可。

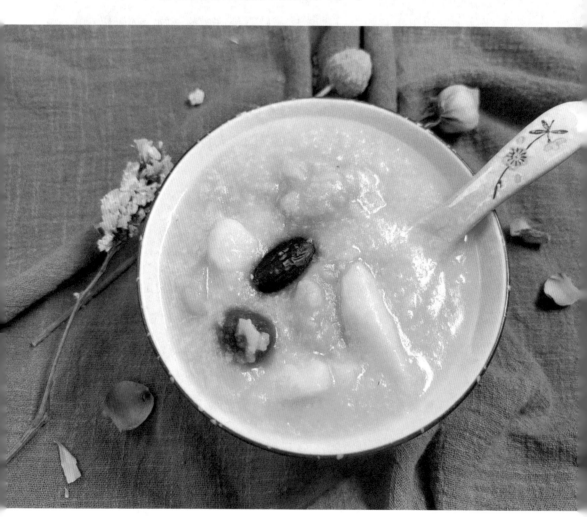

**喝五彩蔬菜汤，
增强孩子的免疫力**

❀ 中医认为五色对五脏

　　下面这个食谱是一道适合冬季做给孩子，有益孩子成长的素汤，能够平补五脏、增强免疫力，不管是阴虚、阳虚还是脾胃虚弱的孩子都能饮用，普适性很强。如果你的餐桌上还缺少一道菜的话，不妨考虑下这道汤饮。

　　这道汤饮的名字叫作五彩蔬菜汤，由白、黄、红、黑、绿五种颜色的蔬菜组成，炖好后的汤饮颜色鲜艳，五彩缤纷，很是亮丽夺目。

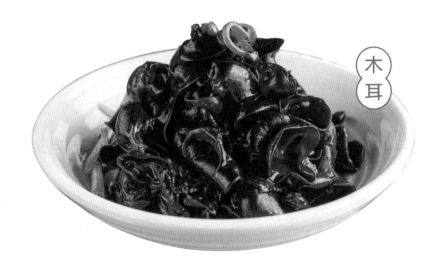

木耳

这五种颜色对脏腑都有调养作用。我们搭配食谱可不单看颜值，食物的"内涵"也很重要。

《素问·五脏生成》中说："色味当五脏：白当肺、辛，赤当心、苦，青当肝、酸，黄当脾、甘，黑当肾、咸。"

《灵枢·五色》中说："以五色命藏，青为肝，赤为心，白为肺，黄为脾，黑为肾。"

中医看来，人体的五脏跟大自然的五色有着密切关联，不同颜色的食物，属性、归经也是不同的。以颜色分，青色入肝；赤色入心；白色入肺；黄色入脾；黑色入肾。当我们集齐了这五种颜色的食材，五脏就会得到滋养，脏腑充盈，身体气机运转顺畅，气血旺，当然阳气充足，不易生病。

❀ 五彩蔬菜汤，兼顾五脏，增强免疫力

根据颜色来挑选食物，这又是给孩子搭配饮食的新思路，这里的食材选择只是一种参考，大家也可以进行一些替换，整体和谐，孩子能接受就好。

孩子常吃山药能"健脾胃""长肌肉"，这是因为山药有补脾的作用，脾主肌肉，补脾可以让人的肌肉丰满起来，所以孩子常吃山药对身体生长很有好处。

玉米味甘，性平，能健脾渗湿、调中开胃、益肺宁心。玉米属于

五彩蔬菜汤

原料：铁棍山药 200 克，玉米 1 根，胡萝卜 1 根，干品香菇 3 朵，木耳、青菜碎、盐适量。

做法：将铁棍山药去皮，切滚刀块；玉米切小段；胡萝卜去皮，切滚刀块；干品香菇、木耳泡发，香菇切片。把所有食材放入锅中，炖煮 1 小时。出锅前撒入青菜碎，再加点盐调味即可。

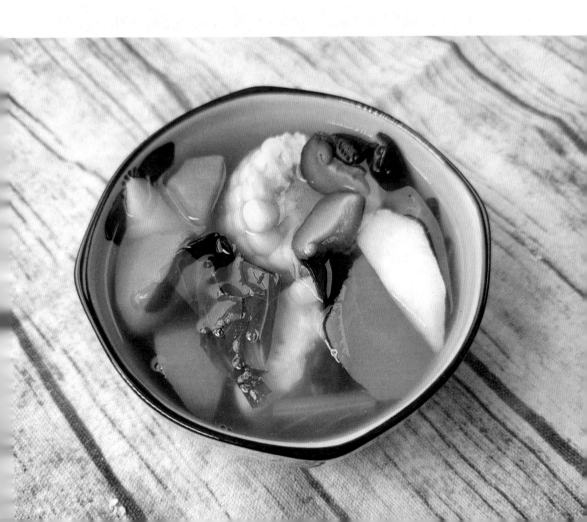

粗粮，饱腹感强，还能刺激胃肠蠕动、加速排便，是一种营养丰富的健康食品。

胡萝卜健脾和中、滋肝明目，胡萝卜素在人体内能转换成维生素A，还对预防夜盲症有益。

香菇味甘，性平，具有补脾胃、益气之功。《本经逢原》中说它"有益胃气"；《本草纲目》说香菇"性甘、味平、无毒，能化痰理气、益味助食、理小便不禁"。香菇是脾胃虚弱、痰气内蕴、食欲差这类人的食疗佳品。

木耳味甘，性平，能够清肺润肺、凉血活血、养气滋肾。《随息居饮食谱》中说木耳"补气耐饥，活血，治跌仆伤，凡崩淋血痢，痔患肠风，常食可瘳"。

青菜可以随意选用，小白菜、莜麦菜、菠菜等都可以。青菜富含膳食纤维，可以促进肠道蠕动，缓解便秘，孩子多吃些青菜，荤素搭配，营养更均衡。

一道素汤，兼顾了五脏，没有比这更全面的饮食了吧？

16 吃腊八粥，能增强体质，有助于病后身体恢复健康

❀ 腊八粥代表温暖、圆满、和谐

腊月，年终月。腊八，忙碌节。俗话说："过了腊八就是年。"自此开始，要着手置办年货了，日子也一天天热闹起来，我们要打起精神，以一个饱满的状态去迎接新年。

每逢腊八，当然少不了喝一碗腊八粥，南宋人周密所著的《武林旧事》中说："用胡桃、松子、乳蕈、柿蕈、柿栗之类做粥，谓之'腊八粥'"。事实上，各朝各代的腊八粥配料都不相同，但基本上都包括谷物、豆类和干果，难怪老舍先生笑称腊八食材是"小型农业展览会"。

腊八粥蕴含着温暖、圆满、和谐、吉祥等寓意，但它之所以能够传承百代而不衰，更在于它的食疗养生之功，五谷杂粮各有偏性，它们对应不同的脏腑，各具滋补调节的作用。我也调整了一下腊八粥的配方，希望能帮助大家增强体质，抵御病邪。当然，病后的人群也可服用，有助于恢复身体健康。

❀ 冬季补养气血，也可以喝腊八粥

黄豆、绿豆、黑豆，是大名鼎鼎的三豆饮，用来调理温病发热，辅助退烧。

腊八粥

原料： 黄豆 10 克，绿豆 10 克，黑豆 10 克，山药 50 克，桂圆 5 个，粳米 15 克，黑米 15 克，莲子 10 颗，大枣 3 枚，冰糖适量。

做法： 将黄豆、绿豆、黑豆、莲子、黑米提前浸泡 3 小时；把山药去皮切小段；大枣去核，剪碎；将粳米淘洗干净。把所有食材倒入锅中，大火烧开转小火，煮 40 分钟。出锅前加点冰糖，搅拌溶化即可。

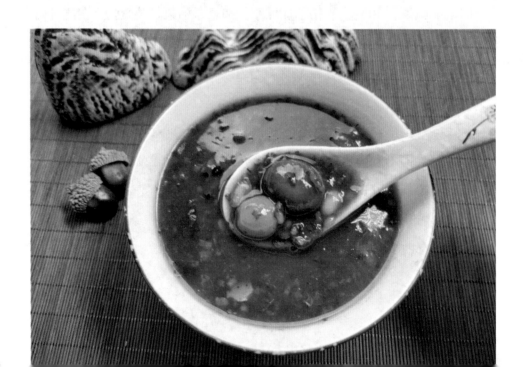

山药平补脾肺肾，常食能滋补脾胃、益气力、长肌肉；莲子是脾之果，莲子肉最善补脾；粳米补中益气、健脾和胃、壮气力、强肌肉。

　　桂圆能益心脾、补气血、安神；大枣能补中益气、养血安神；黑米是补血米，贫血的孩子、孕妇、产妇都可以食用，而且黑色又入肾，黑米性味平和，兼顾脾胃，也适合孩子补养肾气。

　　脾主肌肉，脾胃补足了，我们的身体才能更好地吸收食物中的营养，进而让人的肌肉丰满起来。脾胃也是后天之本，我们的气血津液都是由脾胃转化而来的，脾胃养好了，才能气血充盈，阳气充足，才能身强体健，让外邪无法进犯。

　　人体发热时，气机的运转是有问题的，而黄豆补脾，可以恢复脾胃的气机升降；黑豆补肾，能滋养肾水，同时也可以收敛胆经浮越的相火；绿豆清热，可以清肝之热。用它们煮成豆沙饮料可以令脾胃健运，肝火不至于上炎太过，相火得以下行，则荣卫调和，相火内敛。通俗地讲，就是患外感热证时，阳气会不足，而黄豆补脾，黑豆补肾，绿豆清热，道理简单，操作简便。

　　如果家里有乌梅，也可以在三豆饮的基础上加 5 颗乌梅，2 调羹白糖，一起煮三豆乌梅白糖汤，这样不仅有助于退烧，还能补充人体津液。很多朋友留言说这个方子对缓解咽喉肿痛很有帮助，有这方面困扰的朋友不妨试一下。

　　冬季养气血是很必要的，因为天气寒冷，我们的气血运行会变慢，而血液是带着温度循行全身的，如果气血不足，循环不畅，那我们的身体就会发冷，手脚冰凉。现在感冒的人不少，各种病症令大家备受折磨，吃不好，睡不好，这些也都会耗伤气血，所以大病初愈，大家都会虚弱、气色不好，此时补气养血也是在帮助身体恢复。

17 易积食，不好好吃饭的孩子喝食疗版参苓白术汤

❀ 脾胃好，身体才能抵挡外邪

"寒气之逆极，故谓大寒"，大寒是寒冷到极致的节气，而所谓物极必反，春意在极寒中萌生，冬春的交替已然默默开启。

在大寒的最后几天，立春的前夕，家长们能为孩子做些什么呢？继续温阳、进补，还是开始养肝？如果你没有思绪，不如给孩子养养脾胃吧！

《黄帝内经》讲：脾胃是后天之本，脾胃不好百病丛生。从中可以看出，中医是非常重视脾胃的，认为脾胃与健康密切相关。

"人是铁，饭是钢，一顿不吃饿得慌"。但每顿能吃多少？吃了之后身体又能吸收多少营养？这就要看脾胃的状态了。

脾胃好，不仅代表胃口好，同时也代表着输布水谷精微的能力强，能让五脏六腑得到充分滋养，能化生、推动气血的运行，从而让身体阳气十足，抵挡外邪。

✿ 易积食的孩子喝食疗版参苓白术汤，健脾养胃

大家应该也有体会，那些不好好吃饭，或者吃点东西就积食的孩子，往往更容易感冒发热。还有的孩子大病初愈，但胃口一直不佳，身体总是恢复不到位，所以一直病恹恹的。尤其是年节将近，过节期间孩子们不免要吃各种零食、山珍海味、肥甘厚味，这对脾胃又是一次挑战，所以给孩子调补脾胃，有助于增强体质，也有助于病后调养。

有点中医基础的家长，或是找过中医调理孩子脾胃的家长，一定听说过一个方剂，叫作参苓白术散。

参苓白术散

🍵 **组成**：人参、茯苓、白术、山药、白扁豆、莲子、薏米、砂仁、桔梗、甘草。

📋 **主治**：用于脾胃虚弱，食少便溏，气短咳嗽，肢倦乏力。

这是一个千古名方，能健脾益气、和胃渗湿，改善脾胃虚弱的情况，在调理脾胃问题的时候经常用到。

里面有人参成分，孩子服用必须谨慎，如果想取这个方剂的补脾之功，又想更加平和地适合孩子服用，两全的办法就是用这个食疗版本。

食疗版参苓白术汤

原料：太子参 10 克，茯苓 10 克，炒白术 10 克，怀山药片 10 克，炒白扁豆 10 克，莲子肉 10 克，猪脊骨 250 克，陈皮 1 小瓣，大枣 3 枚，盐适量。

做法：将茯苓、炒白术、炒白扁豆、莲子肉提前浸泡 2 小时；猪脊骨焯水，撇浮沫，捞出备用；大枣去核，剪碎。把所有食材倒入锅中，大火烧开转小火，炖 1.5 小时。出锅前加点食盐调味即可。

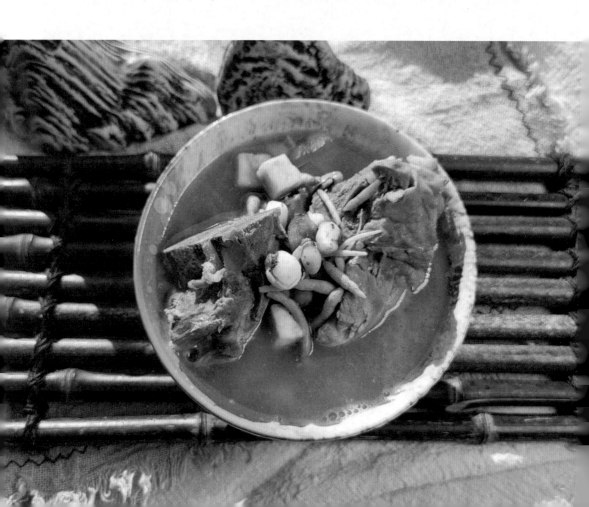

为了更适合孩子服用，我对参苓白术散原方做了调整，把人参换成了太子参，它药性平和、益气健脾、生津润肺，更适合体弱的孩子使用；将砂仁换成了陈皮，同样能化湿醒脾、行气温中。原方是将所有药材研为细末，用枣汤服下，这里加了大枣，所以汤煮好后直接喝就可以了，更加方便。

　　太子参益气健脾；炒白术益气健脾、燥湿利水；茯苓甘淡，健脾助运，又利水渗湿；山药、莲子都是补脾胃的；炒白扁豆健脾化湿；陈皮理气健脾、燥湿化痰；大枣补益气血，调和诸药。这个食疗版的参苓白术汤依然是健脾益气、和胃渗湿的，一周给孩子煮 2 次喝，美味无负担，脾胃也舒服。

18 冬季手凉、怕冷，吃山药藕圆红豆沙

❀ 让身体暖起来，需要脾胃的运作

都说南方的湿冷是魔法攻击，穿得再多也依旧冷到骨子里，大家在开空调的时候可以选择除湿模式，再配合多运动，吃些高蛋白、高热量的食物，睡前泡泡脚，都有助于让身体由内而外地温暖起来。

秋冬时节，最适合吃一些热气腾腾的东西，那么是食物的温度让我们的身体热起来的吗？它有一定的帮助，但更多的还是靠脾胃的运作。

我们的身体，是靠气血的温煦和阳气的固护而温暖起来的，所以天气寒冷的时候，气血运行缓慢，温养不到四肢末梢，手脚就会发凉。而阳气就像身体的小太阳，阳气不足，身体里的热源不够，我们也会不由自主地怕冷、怕风。

脾胃喜温恶寒，吃热乎的东西，正是投其所好，能调动起脾胃工作的积极性。脾胃一方面接收食物，另一方面也会挑挑拣拣，把食物中的营养保留下来，然后化生气血、滋生阳气，让暖意游走到全身，所以吃着吃着，肚子饱了，慢慢发汗了，浑身都轻松了起来。

❀ 山药藕圆红豆沙补养脾胃

冬季温暖脾胃、补养脾胃不分地域，并且男女老少都适用，可以试试下面这一款全家人都可享用的养脾甜品——山药藕圆红豆沙。

〔 山药藕圆红豆沙 〕

原料：铁棍山药 100 克，纯藕粉 30 克，八珍粉 10 克，红豆 200 克，桂花、红糖、蜂蜜适量。

做法：红豆提前浸泡 1 晚，放入锅内先煮半小时；把山药蒸熟压成泥，加入藕粉、八珍粉，揉成团；然后把山药团揉成等量小圆子，大火煮熟，煮至漂浮起来即可（过下冷水更佳）；加入适量红糖，倒入小圆子，再淋上蜂蜜与桂花即可。

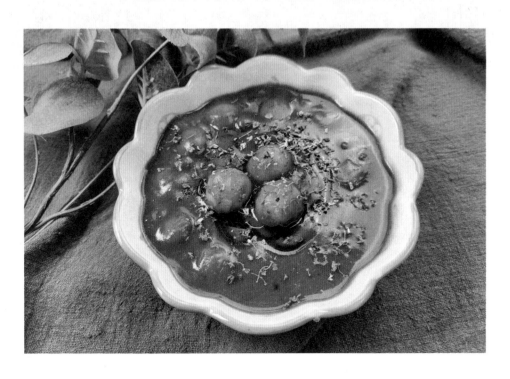

煮红豆沙的时候，只要红豆提前浸泡，其实很好煮出沙，这一点大家可以慢慢探索。

这道甜品，精华都在小圆子里。

山药建议用铁棍山药，肉质坚实，水分少，更好成型，并且山药补脾养胃、生津益肺、补肾涩精，是一味很好的平补之物。

藕粉是由鲜莲藕制作而成，可以调中开胃、补心养血，更易消化。

小圆子没有另外添加面粉、糯米粉或是淀粉，但丝毫不影响成型，煮好后口感很软，好咀嚼，好消化，既不增添脾胃的负担，也能起到强健脾胃的作用。

顺便再提一句，红糖是暖胃补脾的，蜂蜜是补中润燥的，它们不仅能调味，对身体也是有益的。

这个红豆沙不仅颜值在线，味道和养生之用也不差，大家周末如果有闲暇，可以做一锅当作下午茶，也算是为忙碌的生活增加一点甜。

19 要让孩子长高，不如多给孩子健脾

❀ 关于长高，要关注遗传和补钙这两个因素

开心的家长千篇一律，但难过的家长，却各有各的苦衷。孩子的身高一直是家长们重点关注的问题，特别是近代社会，由于营养丰富，个子高的孩子比比皆是，甚至不少孩子初中就有成人的身高了。

但正因为如此，很多家长看自家孩子没有别人家孩子高，就开始焦虑，甚至有些家长为了追求完美身高而盲目给孩子用药，这样就有可能事倍功半、引起不良反应。

很多家长觉得自己长得高，自己的孩子肯定也矮不了。这也不一定。

实际上，有很多家长没有及时发现孩子身高增长缓慢，提前停止生长等问题，最终孩子到成年以后也没有再发育长高。

同时，有些先天条件不好的家庭，从小就特别关注孩子的身高，积极应对，科学育儿，最终孩子不仅达到了预期身高，甚至超过平均身高。

其实，绝对的身高遗传论早就过时了。在身高上，遗传只能决定

孩子最终身高的 60% ～ 70%，剩余 30% ～ 40% 的后天因素也是值得家长重视的。

还有一部分孩子，在同龄人开始猛长身高时，他们却没有加速生长，但在其他孩子停止生长或生长速度减慢之后，却出现身高猛长的情况。简单来说，就是他们的青春期来得比同龄人迟，骨龄比同龄人小，当他们也进入青春期后，会跟正常孩子一样，出现青春期生长加速的情况，从而达到应有的遗传身高，俗称"晚长"。

一般来说，青春期女孩开始发育通常在 10 ～ 12 岁，男孩在 12 ～ 14 岁，青春期平均持续 6 ～ 7 年。当进入青春期末期，骨骺已经接近闭合，就不能再长高。是否"晚长"应由专业医生判断，尽早关注身高，不要等到孩子二十多岁之后才想起来关注。

长高就要多吃，多补钙吗？

其实吃营养品跟多吃饭都针对的是挑食、厌食、营养不良的孩子，他们摄入的营养元素不足，不能满足正常的生长发育，因此才强调要补钙、补营养。对于大多数饮食均衡的孩子来说，是不需要额外补钙的，他们更需要关注的是肥胖。如果过度喂养，不仅可能导致儿童肥胖，还可能促使性腺提前发育，而大量吃营养品也会使骨骺提前闭合，这两种情况都会缩短生长的时间，直接影响最终身高。

❀ 家长怎样能让孩子健康长高

想要孩子健康长高，就要知道孩子长高的要素是哪些：孩子成年时的身高是遗传与出生时体重、身长，后期营养，是否存在疾病等相互作用的共同结果。遗传这件事我们没法决定，暂且不提，就来说说占比较高的营养问题吧。

其实只要做到饮食均衡,不挑食、不偏食就可以了。孩子吃饱就停,少吃零食,少喝饮料,不胖不瘦最健康。别看我说得简单,但就是这么短短一句话,就会让很多家长焦头烂额。

这是因为现在脾虚的孩子比比皆是,中医里提到"脾为后天之本,气血生化之源"。孩子脾常不足,脾胃天生就比较虚弱,而生长发育所需要的营养物质都是通过脾胃运化吸收来的。给孩子吃得太多、太好,很容易出现积滞内停,使脾胃受损,运化不利,影响营养的消化吸收。气血生化乏源,营养跟不上,孩子肯定长不高。

家里有不爱吃饭、容易便秘或腹泻、体质差、容易感冒、体内湿气大、痰湿重、咳嗽缠绵不愈、脾气大、稍一运动就出汗、夜里盗汗、爱流口水、睡觉露睛、面黄肌瘦、四肢无力的脾虚孩子,一定要重点关注脾胃。

家长们可以给孩子多吃点补脾的食物,如山药、薏米、芡实、高粱、粳米、大枣、莲子、鸡肉、羊肉、鱼类、木耳、花生等。

也可以用健脾的食材给孩子做几个食疗方。

山药南瓜栗子粥

🥣 原料:山药、南瓜各 30 克,红枣 2 枚,栗子 2 颗,粳米 100 克。

🍲 做法:将山药、南瓜、栗子洗净去皮、切块;红枣洗净、去核;粳米洗净。把上述食材放入电饭锅内,加适量水,煮熟即可。3 周岁以上的孩子,一周吃 1 ~ 2 次即可。

山药莲子粥

🥣 **原料**：山药 6 克，莲子（去心）6 克，炒薏米 9 克，芡实 3 克。

🍲 **做法**：将上述食材放入锅中，倒入 2 杯水，开锅后煮 30 分钟即可。

如果孩子积食，家长也要记得用焦三仙各 6 克、炒鸡内金 6 克，给孩子熬水喝，1 天喝 3 次，一般连喝 2～3 天就行（这是 5 岁以上孩子的量，5 岁以下的孩子，可以自己酌情减量，比如 3 岁以下用一半的量）。

很多家长就好奇了，不是说冬季孩子才会噌噌长吗，冬季这么做有用吗？

当然有用了！

因为冬季是主"藏"的季节，所以人体内的阳气也顺应自然的规律，逐渐封藏起来了。冬季的重要任务就是"藏"，把阳气隐藏起来，使其不外泄。藏得好，来年春季，阳气就能茁壮升发，孩子的体质就会有明显的改善，生长发育也会更好。如果藏不好，孩子来年的生长发育就会受到影响，一些过敏性疾病也容易复发。

大家要知道，脾胃是气机升降的枢纽，这个气机也包括阳气。脾胃一旦瘀堵，自然也会影响阳气的收藏，孩子也更容易生病，因此保证脾胃不瘀堵，是冬季"养藏"的第一步，也是最重要的一步。

除了营养摄入的问题，还有睡眠。

在长个子这方面，睡觉好的孩子身高增长得更快。这是因为生长激素白天分泌量很少，分泌高峰在夜间，呈脉冲式分泌，并且在进入深睡眠时分泌量最大。生长激素是非常重要的调节身高增长的激素，无论是成人还是孩子都会分泌，只不过作用不同而已。

家长需要让孩子做好睡前准备，睡前不要喝太多水，排好小便，尽量减少起夜，不要打断夜间的睡眠；室内环境不宜过冷或过热，这样孩子容易翻来翻去睡不踏实，影响孩子进入深睡眠；睡前不要太兴奋，否则很难较快入睡，每晚 9 点以前上床睡觉最佳，并且尽量保持 9 小时以上的充足睡眠；孩子睡眠过程中，需要保持周围环境的安静，以保证睡眠质量。

除了营养、睡眠之外，运动也是影响孩子长高的重要因素之一。

天气比较冷的时候，别说孩子，大人也比较懒，但是我建议各位家长带孩子到户外去滑雪、散步。实在觉得冷，还可以选择一些室内的运动，到室内运动馆或者体育场打球、跳绳、慢跑、快走、摸高跳等，都很好。运动方式不是单一的，可以多样化，但最好选择对抗引力的运动。